Achtung, Zucker!

Die schlimmsten Zuckerfallen
und die besten Alternativen

Claudia Boss-Teichmann ist freie Redakteurin und Autorin. Sie hat sich auf Ratgeberthemen rund um Ernährung und Kochen spezialisiert. Bei der Verbraucherzentrale hat sie bereits mehrere Ratgeber veröffentlicht.

> **! Immer aktuell**
> Wir informieren Sie über wichtige Aktualisierungen zu diesem Ratgeber. Wenn sich zum Beispiel die Rechtslage ändert, neue Gesetze oder Verordnungen in Kraft treten, erfahren Sie das unter: www.vz-ratgeber.de/aktualisierungsservice

1. Auflage 2017
Dieser Ratgeber ist bisher in der Pocketreihe der Verbraucherzentrale erschienen, zuletzt 2014. Er wurde für diese neue Ausgabe grundlegend überarbeitet, erweitert und aktualisiert.

ISBN 978-3-86336-071-9
Gedruckt in Deutschland auf 100% Recyclingpapier

Vorwort

Wir lieben Zucker – und wir alle essen zu viel davon. Gesundheitliche Risiken durch Zucker machen schon seit einiger Zeit Schlagzeilen. Warnungen von US-Wissenschaftlern vor Gesundheitsgefährdung durch hohen Zuckerkonsum haben dem Thema Zucker verstärkte Aufmerksamkeit beschert. In drastischen Medienbeiträgen wird Zucker teilweise auf eine Stufe mit Alkohol und Nikotin gestellt und behauptet, man könne bei hohem Konsum eine „Zuckersucht" entwickeln. Gleichzeitig ist an Ernährung interessierten Verbrauchern natürlich schon länger bewusst: Zu viel Zucker ist nicht gesund und viele industriell hergestellte Lebensmittel enthalten hohe Zuckermengen.

Wer sich gesund ernähren möchte, hat daher zum Thema Zucker in der Ernährung viele Fragen: Wie viel Zucker darf ich essen, worin unterscheiden sich die Zuckerarten, welche Ersatzstoffe gibt es und sind sie empfehlenswert? Und ganz praktisch: Wie kann ich den vielen „Zuckerfallen" in Lebensmitteln aus dem Weg gehen und auf unkomplizierte Weise meinen Zuckerkonsum reduzieren?

Durch ausführliche Informationen und praktische Tipps hilft dieses Buch dabei, mit weniger Zucker durch den Tag zu kommen. Es geht aber nicht darum, den Zucker zu verteufeln oder ganz aus dem Speiseplan zu streichen, denn ein völliger Verzicht bringt nach heutigem Stand der Forschung keine gesundheitlichen Vorteile. Und bei vielen Anlässen sind süße Speisen auch ein Labsal für die Seele und gehören einfach dazu. Was wäre ein Kindergeburtstag ohne Geburtstagskuchen, ein festliches Menü ohne einen süßen Abschluss oder die Vorweihnachtszeit ohne Plätzchen? Wer sich ausgewogen ernährt und sich genügend bewegt, kann Süßes in Maßen mit gutem Gewissen genießen. Industriell hergestellte Lebensmittel dagegen sollte man mit kritischem Blick betrachten, denn auch Produkte, die gar keine Süßigkeiten sind, enthalten zum Teil hohe Zuckermengen.

Der Ratgeberteil schafft Klarheit: Er informiert über die unterschiedlichen Zuckerarten und Ersatzstoffe wie Stevia, klärt auf, ob und wie
gesundheitsschädlich Zucker wirklich ist und welche Höchstmengen man pro Tag nicht überschreiten sollte.

Der große Praxisteil macht es leicht, weniger Zucker zu sich zu
nehmen. Er zeigt Alternativen zu den gängigen stark zuckerhaltigen
Industrieprodukten und Getränken. Schon mit wenigen Handgriffen
reduzieren Sie den Zuckergehalt von verarbeiteten Lebensmitteln
oder ersetzen sie einfach durch andere Produkte.

Der Rezeptteil bietet einfache Rezepte, die auch mit weniger Zucker
als herkömmlich sehr gut – und noch süß genug – schmecken.

Das Buch zeigt, dass Sie sich von der großen Vielfalt im Supermarkt
und den oft sehr trickreichen Strategien der Lebensmittelhersteller
nicht verführen lassen müssen. Gut informiert treffen Sie die bes-
sere Wahl.

Wir wünschen viel Spaß beim Erkunden des Lebensmitteldschun-
gels und beim Ausprobieren der Tipps und Rezepte.

Claudia Boss-Teichmann

Zur Benutzung des Buches

Grundlage für die Informationen sind aktuelle Studien, Testergebnisse und eine große Marktuntersuchung der Verbraucherzentrale vom Juni 2013, in der verarbeitete Lebensmittel auf ihren Gehalt an Zucker und Zuckeraustauschstoffen hin untersucht wurden. Die Vielfalt der Produkte ist riesig. Als Beispiel: Für eine ernährungswissenschaftliche Studie wurden möglichst viele im Handel und im Internet auffindbare Frühstückscerealien in Deutschland ausgewertet. Es sind über 650 Produkte! Die Autorin hat außerdem einen Vor-Ort-Check in Supermärkten und Bioläden durchgeführt, um die Produkte unter die Lupe zu nehmen, die dort im Regal stehen. Um einen Überblick zu geben, wertet unser Ratgeber auf diesen Grundlagen exemplarisch typische zuckerhaltige Lebensmittel für die jeweiligen Produktgruppen aus.

Das Buch soll Ihnen dabei helfen, Ihre Ernährung unkompliziert zuckerärmer zu gestalten. Die Basis dafür sind Informationen über den Zuckergehalt der Lebensmittel und die „Übersetzung" der zahlreichen und oft verwirrenden Informationen auf der Verpackung. Diese Infos finden Sie immer unter der Überschrift

Achtung, Zucker!

Das Buch soll jedoch nicht nur informieren, sondern Ihnen ganz praktisch dabei helfen, Ihre Ernährung zuckerärmer zu gestalten. Daher finden Sie Tipps, wie Sie Zuckerfallen umgehen und Süßstoffe meiden können: Ersetzen, abwandeln oder selber machen ist hier das Motto. Zuckerärmere Alternativprodukte werden vorgestellt und Vorschläge zur Abwandlung zuckerreicher Produkte gemacht. Häufig gibt es hier auch einen Verweis auf ein Rezept zum Selbermachen. Im separaten Rezeptteil finden Sie neben zuckerarmen Desserts, Kuchen und Plätzchen auch gesunde Alternativen zu oft zuckerhaltigen Saucen und Salaten.

Inhalt

48 Zuckerfallen

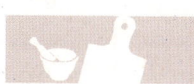

122 Rezepte

180 Anhang

Zucker – was ist das eigentlich?

- Zuckermoleküle – Bausteine des Lebens
- Die Zuckerarten

Zuckermoleküle – Bausteine des Lebens

Zucker wird zusammen mit Stärke unter dem Begriff „Kohlenhydrate" zusammengefasst. Allen Kohlenhydraten gemeinsam ist ihr
chemischer Aufbau: Sie bestehen aus einem oder mehreren Zuckermolekülen, die wiederum aus einer Verbindung von Kohlenstoff (C)
und Wasser (H_2O) zusammengesetzt sind.

Den größten Anteil unserer täglichen Nahrung machen Kohlenhydrate aus. Der Körper benötigt sie vor allem zur Aufrechterhaltung
seiner Lebensfunktionen und als Energielieferant. Zusammen mit
Eiweiß und Fett, Vitaminen, Mineralstoffen und Spurenelementen
sind sie für unser Überleben unentbehrlich.

Doch nicht nur in der menschlichen Ernährung, auch im gesamten
Ökosystem spielen sie eine große Rolle: Der größte Teil der auf
der Erde vorkommenden organischen Verbindungen besteht aus
Kohlenhydraten. Sie werden durch den Prozess der Photosynthese
in der Pflanze gebildet. Daher sind Kohlenhydrate in pflanzlichen
Lebensmitteln meist reichlich enthalten: in Getreide, Gemüse und
Obst.

Die Zuckerarten

Kohlenhydrate bestehen aus Zuckermolekülen (Sacchariden) von
unterschiedlicher Anzahl und Art. Sie werden in Einfachzucker,
Zweifachzucker und Mehrfach- bzw. Vielfachzucker eingeteilt. Der
menschliche Stoffwechsel kann Kohlenhydrate nur in Form von
Einfachzuckern verwerten. In den natürlichen Lebensmitteln sind
jedoch vor allem aus mehreren Zuckermolekülen bestehende Zuckerarten enthalten (siehe Tabelle 1, Seite 12). Diese werden daher
während des Stoffwechselprozesses zu Einfachzuckern abgebaut.

Unter „Zucker" im umgangssprachlichen Sinn versteht man in
erster Linie süß schmeckende Kohlenhydrate. Das bei uns vorherr-
schende und bekannteste Süßungsmittel ist der aus der Zucker-

rübe hergestellte weiße Kristallzucker (Saccharose), auch Haushaltszucker genannt. Er besteht aus Zweifachzuckern (Disacchariden). Ebenso aufgebaut ist der aus dem Zuckerrohr gewonnene Rohrzucker. Einfachzucker wie der Traubenzucker (Glukose) oder der Fruchtzucker (Fruktose) schmeckt ebenfalls süß, wobei Traubenzucker etwa 70 Prozent der Süßkraft von Saccharose, Fruchtzucker etwa 120 Prozent davon besitzt.

Sind mehr als drei Zuckermoleküle aneinandergereiht, spricht man von Mehrfach- oder Vielfachzuckern. Dabei nimmt bei einer größeren Anzahl von Zuckermolekülen die Süßkraft immer mehr ab; bei Vielfachzuckern wie der Stärke, die beispielsweise in Getreide und Kartoffeln vorkommt, ist sie gar nicht mehr vorhanden. Diese zählt man im umgangssprachlichen Sinn auch nicht mehr zu den Zuckern. Auch bei der Berechnung des Zuckergehalts – der auf Lebensmittelverpackungen ab Dezember 2016 grundsätzlich gekennzeichnet werden muss – werden Mehrfach- und Vielfachzucker nicht mit einbezogen.

Wenn unser Stoffwechsel alle zugeführten Kohlenhydrate in Einfachzucker zerlegt, um sie zu verwerten, ist es da nicht egal, ob man seinen Kohlenhydratbedarf mit Kristallzucker oder Vollkornbrot deckt? Nein, ganz und gar nicht: Zum einen dauert es viel länger, bis Mehrfach- und Vielfachzucker aus ballaststoffreichen, gering verarbeiteten Lebensmitteln verdaut sind. Sie lassen den Blutzuckerspiegel nicht so stark schwanken wie zuckerreiche Lebensmittel und tragen dadurch zu einer längeren Sättigung bei. Es ist erwiesen, dass der Verzehr von Vollkornprodukten das Risiko für Diabetes 2, Bluthochdruck und koronare Herzkrankheiten senkt. Zum anderen enthalten Lebensmittel mit Mehrfach- und Vielfachzucker wie Hülsenfrüchte oder Gemüse oft gleichzeitig ballaststoffreiche Pflanzenfasern, die für die Verdauung wichtig sind. Da sie auch wertvolle Vitamine, Mineralstoffe und Spurenelemente enthalten, gehören sie zu den empfehlenswerten Nahrungsmitteln und sollten häufig verzehrt werden. Dagegen enthält der Haushaltszucker fast keine wertgebenden Inhaltsstoffe – und wird daher auch als „leeres Kohlenhydrat" bezeichnet.

Fazit: Auf die Zuckerart kommt es an: Mehrfach- und Vielfachzucker bevorzugen!

Tabelle 1: Die Zuckerarten und ihr natürliches Vorkommen

Die vier Gruppen der Zuckerarten und ihr Aufbau	Beispiele für die Zuckerart
Monosaccharide = Einfachzucker Bestehen aus 1 Grundbaustein	Glukose (Traubenzucker, Dextrose)
	Galaktose (Schleimzucker)
	Fruktose (Fruchtzucker)
	Xylose (Holzzucker)
Disaccharide = Zweifachzucker Bestehen aus 2 Grundbausteinen	Saccharose = Glukose + Fruktose (Zucker)
	Laktose = Glukose + Galaktose (Milchzucker)
	Maltose = Glukose + Glukose (Malzzucker)
	Trehalose = Glukose + Glukose
	Isomaltulose = Glukose + Fruktose
Oligosaccharide = Mehrfachzucker Bestehen aus 3 bis 10 Grundbausteinen	Raffinose = Saccharose (Glukose + Fruktose) + Galaktose
	Stachyose = Saccharose (Glukose + Fruktose) + Galaktose
Polysaccharide = Vielfachzucker Bestehen aus sehr vielen Grundbausteinen (bis zu 10.000)	Amylopektin + Amylose = Stärke (vor allem aus Glukose aufgebaut)
	Cellulose: Aus Glukose aufgebaut
	Dextrine
	Ballaststoffe, z. B. Inulin, Oligofruktose (beide sind vor allem aus Fruktose aufgebaut)

[1] Die Pflanzen wurden dem Kohlenhydrat zugeordnet, das ihren Hauptbestandteil ausmacht.

[2] Lebensmittel ohne industriell zugesetzte Zutaten.

Natürliches Vorkommen [1]	Daraus gewonnene Lebensmittel [2]
Obst	Fruchtsaft Trockenobst
In Verbindung mit anderen Zuckermolekülen als Bestandteil von Laktose (Milchzucker), vor allem in Milch und Milchprodukten	Galaktose-Pulver
Obst, besonders reichlich z. B. in Äpfeln und Weintrauben	Fruchtsaft Trockenobst
In Baumrinde und anderen verholzten Pflanzenstrukturen	Xylose-Pulver
Zuckerrübe	Kristallzucker (Haushaltszucker), Puderzucker, Kandiszucker
Zuckerrohr	(Roh-)Rohrzucker
Kuhmilch	Milch(produkte)
In keimendem Getreide, bei der Bierreifung	
In Pflanzen und Pilzen	
In geringen Mengen in Honig und Zuckerrohr	
Hülsenfrüchte	
Sojabohne	
Getreide Kartoffeln Mais	Mehl, Grieß, Stärke
Hauptbestandteil der Zellwände der Pflanze, für Menschen unverdaulich Obst und Gemüse	
	Aus Weizen-, Kartoffel- oder Maisstärke durch trockene Erhitzung gewonnen, also kein natürlich vorkommendes Produkt
Topinambur, Artischocken, Schwarzwurzeln	

Unser Zuckerkonsum

- Wie viel Zucker essen wir?
- Welche Mengen empfehlen Ernährungsexperten?
- Macht Zucker dick und krank?
- Fruktose – ein besonderer Zucker
- Macht Zucker süchtig?
- Umgang mit Zucker im Alltag

Wie viel Zucker essen wir?

Wir lieben Zucker: Die Vorliebe für den süßen Geschmack ist dem Menschen angeboren, schon die Muttermilch schmeckt leicht süß. Und zu Zeiten, in denen die Nahrung knapp war, signalisierte die Süße, dass das Lebensmittel ungiftig, bekömmlich und reich an Nährstoffen ist. Doch heute ist der süße Stoff keine Mangelware mehr. Er ist billiger und leichter verfügbar ist als je zuvor.

In Deutschland liegt der Zuckerkonsum schon lange recht hoch: der jährliche Pro-Kopf-Verbrauch von Zucker (Saccharose jeder Art) liegt bei etwa 35 kg und ist damit seit 40 Jahren fast unverändert geblieben. Das sind immerhin 100 g Zucker pro Person und Tag und entspricht 40 Stücken Würfelzucker. Gleichzeitig hat sich aber bei uns der Glukoseverbrauch, der in diese Zahlen nicht eingerechnet ist, innerhalb der letzten 20 Jahre verdoppelt.

Glukose wird immer häufiger als „Glukose-Sirup" und „Glukose-Fruktose-Sirup" Lebensmitteln zugesetzt, vor allem Getränken und Süßwaren. Und das ist leider keine gute Nachricht: Gerade der Konsum von gezuckerten Getränken ist ungünstig für das Gewicht.

Welche Menge empfehlen Ernährungsexperten?

Unser Körper hat keinen Bedarf an Zucker, sondern braucht Kohlenhydrate. Ernährungsphysiologisch können wir also gut und gerne auf den Haushaltszucker und auch auf sogenannte alternative Süßungsmittel wie Honig, Ahornsirup oder Fruchtdicksäfte verzichten.

Da die meisten Menschen aber trotzdem Zucker essen, definiert die Wissenschaft eine Obergrenze für den Zuckerkonsum. **Die Weltgesundheitsorganisation (WHO) empfiehlt, nicht mehr als 10 Prozent des täglichen Energiebedarfs in Form von Zucker zu sich zu nehmen.** Die Empfehlungen beziehen sich dabei auf die sogenannten „freien Zucker": Das sind alle Einfach- und Zweifachzucker (vgl. Tabelle 1, S. 12), die Lebensmitteln vom Hersteller, Koch oder

Konsument zugefügt werden, zusätzlich zu dem Zucker, der in Honig, Sirup, Fruchtsaft und Fruchtsaftkonzentrat enthalten ist. (Auf diesen Empfehlungen basiert auch der Ampelcheck der Verbraucherzentralen, vgl. S. 44). Dieser Prozentsatz entspricht etwa 50 bis maximal 60 Gramm Zucker, also 200 bis 240 Kilokalorien pro Tag für einen Erwachsenen.

Relativ neu (2015) ist die Empfehlung der WHO, den Zuckerkonsum – wenn möglich – noch weiter zu reduzieren, nämlich auf 5 Prozent. Eine darüber hinausgehende Verminderung des Zuckerverzehrs oder ein völliger Verzicht hat laut den WHO-Experten aber keine gesundheitlichen Vorteile. Deutsche Fachgesellschaften orientieren sich an einer Zuckerzufuhr von unter 10 % der Gesamtenergieaufnahme, empfehlen aber grundsätzlich, Kohlenhydrate in Form ballaststoffreicher Lebensmittel aufzunehmen. Lebensmittel einschließlich Getränke, die mit verschiedenen Zuckerarten (z. B. Glukosesirup) hergestellt wurden, sollen demnach nur gelegentlich verzehrt werden.

Fazit: Die Empfehlung lautet für Erwachsene maximal 50 bis 60 Gramm Zucker pro Tag zu sich zu nehmen, es darf auch gerne weniger sein.

Wer keine Süßigkeiten isst, ernährt sich automatisch zuckerarm? Nicht unbedingt, wie die folgenden Beispiele zeigen. Schnell ist die Höchstmenge an Zucker pro Tag erreicht – und das ganz ohne zu Naschen!

50 bis 60 g Zucker pro Tag – so schnell sind sie erreicht!

1 Becher Fruchtjoghurt (150 g)	17 g Zucker
+ 20 g Konfitüre	11 g Zucker
+ 250 g Weißkrautsalat (Fertigprodukt)	30 g Zucker
+ 25 ml Ketchup	5 g Zucker
	= 63 g Zucker

> **50 bis 60 g Zucker pro Tag – so schnell sind sie erreicht!**
>
> | | |
> |---|---|
> | 2 Milchbrötchen | |
> | (Fertigbackware aus der Packung) (40 g) | 12 g Zucker |
> | + 2 TL Honig (10 g) | 10 g Zucker |
> | + 1 Glas Multivitaminsaft (200 ml) | 24 g Zucker |
> | + 1 Fertigpizza | 15 g Zucker |
> | | = 61 g Zucker |

Auch Kinder sollten nicht mehr als 10 Prozent ihrer Gesamt-energiemenge durch „Extras" zu sich nehmen, also z. B. 125 bis 240 Kalorien pro Tag zwischen 4 und 14 Jahren.

150 Kalorien stecken beispielsweise jeweils in:
- 3 Teelöffeln Nuss-Nougat-Creme
- 6–8 Bonbons
- 2 kleinen Gläsern Limonade
- 1 kleinen Stück Obst- oder Hefekuchen
- 6 Stückchen Vollmilchschokolade (30 g)

Macht Zucker dick und krank?

2012 schlugen erstmals US-Ernährungsexperten Alarm: Überge-wicht, Diabetes und viele andere Krankheiten sollen maßgeblich durch einen erhöhten Zuckerkonsum verursacht werden. Die Ge-fährdung der Gesundheit durch Zucker wurde mit der durch Alkohol und Nikotin gleichgesetzt und eine strenge Reglementierung gefor-dert.

Deutsche Ernährungsexperten sehen keinen Grund, dem Zucker die alleinige Schuld daran zu geben, dass immer mehr Menschen über-gewichtig sind und dadurch ihr Risiko für bestimmte Erkrankungen erhöhen. Vielmehr ist die Energiebilanz ausschlaggebend für das Körpergewicht – wer mehr Kalorien aufnimmt, als sein Körper ver-braucht, wird zunehmen, gleichgültig, ob die Kalorien vor allem aus Zucker, Fett oder Eiweiß stammen.

Und: Das Weglassen von Zucker bewirkt nicht automatisch, dass man sich optimal ernährt. Im Rahmen einer gesunden Ernährung empfiehlt die Deutsche Gesellschaft für Ernährung (DGE) daher, auf eine ausgewogene Gewichtung der Hauptnährstoffe zu achten: Der Nährstoffbedarf sollte etwa zu 15 Prozent durch Eiweiß, zu 30 Prozent durch Fett und zu 55 Prozent durch Kohlenhydrate gedeckt werden. Dabei sollte der Art der Kohlenhydrate besondere Aufmerksamkeit gewidmet werden, denn ballaststoffreiche Lebensmittel senken nachweislich das Risiko für Krankheiten, die von falscher Ernährung mit verursacht werden. Daher sollten ballaststoffreiche Lebensmittel (wie Vollkornprodukte und Gemüse) den größten Anteil der Kohlenhydrate liefern. Durch die Beachtung dieser Grundsätze wird die Zuckerzufuhr automatisch begrenzt. Wie man diese Empfehlungen bei der täglichen Ernährung umsetzen kann, erfahren Sie in der Broschüre „Vollwertig essen und trinken nach den 10 Regeln der DGE" (unter www.dge.de/pdf/10-Regeln-der-DGE.pdf).

Sehr kritisch werden zuckerhaltige Getränke gesehen. Sie liefern häufig neben Zucker keine weiteren Nährstoffe. Durch den übermäßigen Konsum der süßen Getränke werden Übergewicht und chronische Krankheiten begünstigt.

Für Kinder besonders ungesund!
Nicht etwa Schokolade und Gummibärchen, sondern die zuckerhaltigen Getränke sollen nach neuesten wissenschaftlichen Erkenntnissen eine der Hauptursachen für Übergewicht bei Kindern sein. Dazu kommt Bewegungsmangel und unter Umständen zu wenig Schlaf.

Auch Menschen, die keine Gewichtsprobleme haben, sollten bei zuckerhaltigen Getränken zurückhaltend sein: Wer seinen Durst täglich mit gezuckerten Getränken löscht, hat neben dem erhöhten Risiko für Adipositas auch ein erhöhtes Risiko für Diabetes mellitus Typ 2 (vgl. dazu den nächsten Abschnitt). Bei anderen zuckerhaltigen Lebensmitteln konnte dieser Zusammenhang bisher nicht nachgewiesen werden.

Für einen manchmal behaupteten Zusammenhang zwischen Zuckerkonsum und erhöhtem Krebsrisiko gibt es momentan keine stichhaltigen Beweise.

Verursacht Zucker Diabetes Typ 2?

Weltweit, so auch in Deutschland, ist die Zahl der von Diabetes Betroffenen gestiegen: In Deutschland liegt sie bei über 7,5 Millionen, 95 % davon sind Typ-2-Diabetiker (Stand 2016). Diese auch als „Altersdiabetes" bezeichnete Stoffwechselstörung besteht im Unterschied zu Typ 1 nicht von Kindesalter an, sondern entwickelt sich im Lauf des Lebens. Doch immer häufiger nicht erst im Alter: So hat sich die Zahl der daran neu erkrankten Jugendlichen in den letzten Jahren verfünffacht. Die Frage liegt nahe: Besteht hier ein Zusammenhang zwischen der Zunahme der Erkrankung und dem hohen Zuckerkonsum?

Leider gibt es darauf noch keine eindeutige Antwort – die Deutsche Gesellschaft für Ernährung (DGE) hat wissenschaftliche Studien ausgewertet, die den Zusammenhang zwischen Kohlenhydratzufuhr und ernährungsmitbedingten Krankheiten untersuchen (2011). Dabei konnte kein eindeutiger Zusammenhang zwischen Zuckerkonsum und der Entstehung von Diabetes festgestellt werden. Allerdings wird ein Zusammenhang zwischen dem regelmäßigen Konsum gesüßter Getränke und der Erkrankung als wahrscheinlich bewertet.

Eindeutig wissenschaftlich belegt ist, dass Übergewicht, Bewegungsmangel und Rauchen Risikofaktoren für Diabetes Typ 2 sind. Wer also sein Risiko für die Erkrankung verringern möchte, sollte generell auf einen gesunden Lebensstil achten, und Übergewicht vermeiden beziehungsweise reduzieren. Im Rahmen einer ausgewogenen Ernährung sollten ballaststoffreiche Lebensmittel wie Getreideprodukte, Gemüse und Obst bevorzugt gegessen werden. Außerdem ist Bewegung zur Prävention von Diabetes, aber auch vieler anderer Krankheiten, sehr wichtig.

Sportmuffel dürfen sich freuen: Es muss nicht unbedingt Joggen sein. Wissenschaftlich erwiesen ist: Ab dem 25. Lebensjahr täglich 10.000 Schritte zu Fuß zurückzulegen, kann chronischen Krankheiten vorbeugen. Eine Fitness-App, ein Fitness-Armband oder auch ein Schrittzähler können dabei helfen und Ansporn geben, das Ziel zu erreichen.

Auch, wer schon an Diabetes Typ 2 erkrankt ist, kann durch Änderung seines Lebensstils viel erreichen – mehr Bewegung und ausgewogenere Ernährung sind die Schlüssel. Empfehlenswert ist auf jeden Fall eine fachkundige Ernährungsberatung bei einem diabetologisch geschulten Arzt und/oder einem Diabetesberater oder Diätassistenten, damit die Ernährung an die individuellen Bedürfnisse des Erkrankten sowie eventuelle andere Erkrankungen angepasst werden kann. Ziel sollte eine langfristige Ernährungsumstellung sein, bei der die „guten" Lebensmittel bevorzugt werden. Absolute Verbote werden heute meist nicht mehr ausgesprochen – es kommt auf das Maß an. Auch Zucker ist erlaubt, sollte aber 10 Prozent der täglichen Kalorienzufuhr nicht übersteigen. In diese Menge muss allerdings auch der natürlich in Lebensmitteln vorkommende Zucker, z. B. in Obst, mit eingerechnet werden. Spezielle Diabetikerlebensmittel sind nicht mehr auf dem Markt. Lebensmittel mit energiehaltigen Zuckeraustauschstoffen werden nicht empfohlen. Energiefreie Süßstoffe sind erlaubt. Und: Bewegung wirkt wie Insulin und senkt den Blutzuckerspiegel.

Fruktose – ein besonderer Zucker

In vielen Früchten und Gemüsen sorgt Fruktose bereits auf natürliche Weise für Süße. Aber auch in der Lebensmittelproduktion wird häufig Fruchtzucker oder Fruchtzuckersirup anstelle von Kristallzucker verwendet. Denn Fruchtzucker ist in der Herstellung preiswerter und besitzt eine 10 bis 20 Prozent höhere Süßkraft als herkömmlicher Haushaltszucker. Fruktose überdeckt zudem den unangenehmen Geschmack von Süßstoffen und verstärkt das fruchtige Aroma in Lebensmitteln – etwa in kalorienarmen Produkten.

Was Gesundheitsbewusste und Naschkatzen häufig nicht wissen: Ein übermäßiger Genuss von Fruchtzucker kann Magenschmerzen und Durchfall auslösen. Eine Aufnahme von mehr als 35 Gramm pro Mahlzeit gilt bereits als bedenklich. Einige Getränke beispielsweise enthalten bis zu 40 Gramm Fruchtzucker pro Liter. Selbst ein Joghurtbecher mit geringem Zuckeranteil kann immerhin noch 15 Gramm Fruktose enthalten. Etwa jeder dritte Mensch kann die Aufnahme von mehr als 25 Gramm Fruchtzucker pro Tag nicht vertragen und leidet an einer Fruktoseunverträglichkeit, die sich mit Magen- und Darmbeschwerden äußert. Aber auch für gesunde Menschen und Kinder können mehr als 35 Gramm pro Mahlzeit – die etwa in zwei Gläsern Apfelsaft stecken – schon zu viel sein.

Auf weitere mögliche Stoffwechselstörungen wies die Europäische Behörde für Lebensmittelsicherheit (EFSA) bereits 2011 hin, wonach ein hoher Konsum von Fruchtzucker Fettstoffwechselstörungen, Insulinresistenz und Fettleibigkeit begünstigen kann. Zudem gibt es Hinweise darauf, dass hohe Mengen an Fruchtzucker den Harnsäurespiegel erhöhen können und damit das Gichtrisiko.

Achtung, Fruktose!

Zugesetzter Fruchtzucker muss in der Zutatenliste deklariert werden. Er heißt dann Fruchtzucker, Fruchtsüße, Fruktose, Fruktose-Glukose-Sirup oder Glukose-Fruktose-Sirup. In der Nährwerttabelle der Produkte müssen die verschiedenen Zuckerarten aber nicht einzeln aufgeführt werden. So weiß der Verbraucher nicht, wie viel Fruchtzucker er zu sich nimmt. Eine Kennzeichnungspflicht für Fruchtzucker wäre für Menschen mit Fruktoseunverträglichkeit bzw. Fruktoseintoleranz hilfreich.

Haben Sie den Verdacht, unter einer Fruktoseunverträglichkeit zu leiden, können Sie dies durch einen Test beim Arzt abklären lassen.

Macht Zucker süchtig?

Warum fällt es oft nur so schwer, die Lust auf Süßes auf ein gesundes Maß zu begrenzen? Löst Zucker im Gehirn etwa ähnlich wie Suchtmittel, zum Beispiel Alkohol oder Nikotin, biochemische Prozesse aus, die es fast unmöglich machen, dem Drang zu widerstehen? Auch hierzu gibt es unterschiedliche wissenschaftliche Positionen: Den Begriff „Zuckersucht" verwenden die meisten Ernährungsexperten nach aktuellem Wissensstand nicht. Der Verzicht auf Zucker löst keine körperlichen Entzugserscheinungen aus, und im Gegensatz zum Drogenkonsum ist Essen, und damit die Aufnahme von Zucker, eine notwendige Lebensgrundlage.

Ähnlich wie beim Konsum von Drogen wird nach dem Verzehr von Zucker im Gehirn allerdings das Belohnungssystem aktiviert und verursacht durch den Botenstoff Dopamin ein angenehmes Gefühl. Das steigert die Motivation, dieses Gefühl zu wiederholen – ein sinnvoller Mechanismus aus der Frühzeit der Menschheit, als der Konsum der raren süßen und dadurch kalorienreichen Speisen fürs Überleben wichtig war. Übergewichtige scheinen außerdem auf Bilder von Süßem anders zu reagieren als Normalgewichtige – womöglich gibt es für die süße Versuchung besonders anfällige Personen.

Da durch den Zuckerkonsum der Blutzuckerspiegel rasch ansteigt, allerdings anschließend auch genauso schnell wieder abfällt, stellt sich dadurch auch schnell wieder Hunger ein. Wenn dieser dann wieder mit Süßem gestillt wird, gerät man leicht in einen ungünstigen Kreislauf.

Viele Forscher betonen aber auch, dass die Neigung zu Süßem nicht allein mit Biochemie, sondern auch viel mit erlerntem Verhalten zu tun hat. Süßigkeiten werden schließlich von Kindesbeinen an als Belohnung, Trost und Geschenk eingesetzt.

Umgang mit Zucker im Alltag

Wenn Sie weniger Zucker essen möchten, sollten Sie sich daher zunächst fragen, in welchen Situationen Sie automatisch zu Süßem greifen: Tun Sie es bei Stress, Frust, Traurigkeit, Langeweile oder als Belohnung? Dann können Sie den „Griff zum Schokoriegel" gezielt durch andere Aktivitäten ersetzen: ein Waldspaziergang baut beispielsweise Stress ab. Nicht nur Zuckerkonsum, sondern auch als angenehm empfundene Erlebnisse führen zur Ausschüttung von „Glückshormonen". Überlegen Sie, was Ihnen Freude und Kraft gibt und leicht in Ihren Alltag zu integrieren ist, zum Beispiel: in der Lieblingszeitschrift blättern, eine kurze Meditiations- oder Entspannungsübung machen, die Katze bewusst streicheln, in den Garten gehen und frische Kräuter ernten oder Blumen pflücken. Wählen Sie eine Aktivität, die zu Ihnen passt!

Versuchen Sie, bei unwiderstehlichem Heißhunger auf Süßes zu Snacks zu greifen, die im Gegensatz zu Süßigkeiten mehr gesundheitsfördernde Inhaltsstoffe und/oder mehr Ballaststoffe enthalten, beispielsweise (Trocken-)Obst, Mandeln oder Nüsse. Generell stellt sich der Hunger zwischendurch seltener ein, wenn Sie zu den Hauptmahlzeiten ausreichend essen und die Lust auf Süßes durch ein kleines Dessert gleich im Anschluss stillen.

Leichter ist es, Süßigkeiten kontrolliert zu essen, wenn Sie sich die gewünschte Menge portionieren, also beispielsweise einen Riegel Schokolade oder zwei Kekse als Dessert auf einem Tellerchen anrichten und den Rest der Packung sofort verschließen und zurückstellen. Genießen Sie die Portionen, die Sie sich „genehmigen", dann auch bewusst: Lassen die Schokolade im Mund zergehen und nehmen Sie den zarten Schmelz wahr, genießen Sie das Hineinbeißen in einen knackigen Keks – und zwar ohne nebenbei zu lesen, sich mit dem Smartphone zu beschäftigen oder fernzusehen.

Sie haben zu viel Süßes gegessen? Statt sich mit Vorsätzen wie: „Jetzt esse ich die ganze Woche keine Süßigkeiten mehr" zu bestrafen, sollten Sie lieber versuchen, mit mehr Bewegung ungewünschter Gewichtszunahme entgegenzusteuern. Empfehlenswert ist natürlich regelmäßiger Sport – eine Sportart, die Ihnen wirklich Freude macht – aber auch schon durch mehr Bewegung im Alltag profitiert die Gesundheit. Es ist erwiesen, dass sich das Risiko für Diabetes, Herzinfarkt oder Schlaganfall deutlich reduziert, wenn man täglich 10.000 Schritte zu Fuß geht. Gelegenheiten dafür lassen sich finden: Beim Telefonieren im Büro herumzugehen statt zu sitzen, grundsätzlich die Treppe statt den Aufzug nehmen, eine Bushaltestelle auf dem Weg zur Arbeit früher aussteigen, ...

Doch was tun, wenn Sie zu dem Schluss gekommen sind, dass Sie regelmäßig zu viel zuckerhaltige Lebensmittel essen und das ändern möchten? Hier soll der Praxisteil dieses Buchs Ihnen helfen, in Zukunft verstärkt zuckerärmere Lebensmittel zu wählen. Das Prinzip der kleinen Schritte ist für die meisten Menschen erfolgversprechender als der Versuch eines radikalen Verzichts. Überlegen Sie zunächst, mit welcher Maßnahme Sie beginnen könnten. Ihr Ziel sollte Ihnen (fast schon zu) einfach und realistisch erscheinen. Beispielsweise nehmen Sie sich für die erste Woche vor: Anstatt morgens zwei Tassen Kaffee mit je 2 Würfeln Zucker zu trinken, lassen Sie einen Würfel in der ersten Tasse weg. Haben Sie eine Woche durchgehalten? Dann nehmen Sie sich für die zweite Woche vor, noch einen Zuckerwürfel wegzulassen. Oder: Ersetzen Sie Ihren üblichen Brotaufstrich oder Ihr Müsli durch eine zuckerärmere Variante. Kaufen Sie aber ein hochwertiges Produkt, das Ihnen wirklich schmeckt. Schreiben Sie sich für jede Woche Ihre Ziele auf und kontrollieren Sie, ob sie erreicht wurden. Nicht vergessen: Belohnen Sie sich jede Woche für Ihren Erfolg!

Das Empfinden, wann etwas süß genug schmeckt, ist auch erlernt und hängt mit unseren Essgewohnheiten zusammen. Man kann sich also nach und nach an einen weniger süßen Geschmack gewöhnen. Nach einiger Zeit kann es also sein, dass Ihnen der mit 3 Teelöffeln Zucker gesüßte Tee gar nicht mehr schmeckt, sondern Ihnen unangenehm übersüßt vorkommt.

Tabelle 2: Schnelle Alternativen für zuckerreiche Lebensmittel

Zuckerreiche Lebensmittel	Schnelle zuckerärmere Alternative
Fruchtsäfte und Limonaden	Wasser oder Tee
	Im Verhältnis 3:1 mit Wasser mischen
Müslimischungen	Mit Haferflocken, Flakes oder gepopptem Getreide ohne Zuckerzusatz mischen
Nuss-Nougat-Aufstrich	reiner Nuss- oder Mandelaufstrich (ohne Zuckerzusatz)
Konfitüre	Fruchtaufstrich mit 75 % Früchten
Fruchtjoghurt, -quark, -buttermilch	Mit der gleichen Menge Naturjoghurt, -quark oder -buttermilch mischen
	Mit frischen Früchten selbst zubereiten
Süße Pfannkuchen und Milchreis	Diese und andere süße Hauptgerichte ohne Zucker zubereiten: mit Fruchtmus (ohne Zuckerzusatz) süßen oder wenig aromatischen Zucker, z. B. Rohrzucker, aufs fertige Gericht streuen
Gebäck aus Rührteig	Ein Drittel der Zuckermenge weglassen
	Einen Teil der Zuckermenge durch eine zerdrückte Banane oder Apfelmus ersetzen
	Hefeteig, Quark-Öl-Teig und Brandteig sind zuckerärmer als Rührteig
Plundergebäck vom Bäcker	Hefegebäck wie Rosinenbrötchen
Fertig- und Halbfertigprodukte (wie z. B. Saucen, Fertigsalate oder TK-Pizzen)	Möglichst ganz meiden, da oft überflüssigerweise Zucker zugesetzt wurde
	Durch zusätzliches Gemüse aufwerten (z. B. unter Fertig-Nudelsaucen oder Feinkostsalate mischen)

Zucker-
alternativen

- Natürlich süßende Lebensmittel
- Süßstoffe
- Zuckeraustauschstoffe

Natürlich süßende Lebensmittel

Als Alternative zum Haushaltszucker gibt es eine große Auswahl an anderen süßenden Lebensmitteln. Die bekanntesten sind Honig, Fruchtdicksäfte und Zuckerrübensirup. Sie enthalten zusätzlich Vitamine und Mineralstoffe, allerdings in so niedriger Konzentration, dass sie keinen nennenswerten Beitrag zur Versorgung damit leisten. Alle haben im Gegensatz zum neutral schmeckenden weißen Zucker ein charakteristisches Eigenaroma, sodass man sie gezielt einsetzen kann, um Speisen einen besonderen Geschmack zu verleihen. Dieser Eigengeschmack hat einen positiven Nebeneffekt: Man verwendet diese Zutaten eher maßvoll, da er sonst als zu dominierend empfunden wird. Natürliche Süßungsmittel können also auch gezielt dazu eingesetzt werden, sich an weniger süßen Geschmack zu gewöhnen und Geschmacksnuancen bewusst zu genießen!

Einige süßende Zutaten wie Agavendicksaft, Ahornsirup, Rohrzucker oder Kokosblütenzucker werden von weit her zu uns importiert. Bedenken Sie beim Einkauf, dass durch den Transport CO_2 freigesetzt wird. Bevorzugen Sie Bio- und Fair-Trade-Produkte, damit die Umwelt nicht übermäßig belastet wird und die Bauern für ihre Arbeit einen fairen Lohn erhalten.

In Mode gekommen ist in den letzten Jahren der Kokosblütenzucker – er ist der Shooting Star unter den alternativen Süßungsmitteln und liegt als exotische Alternative zum Haushaltszucker im Trend. In Südostasien hat er bereits eine jahrhundertealte Tradition: Der Nektar aus den Blüten der Kokospalme wird abgezapft und zu Sirup eingekocht. Beim Abkühlen bildet sich ein fester Zuckerblock, der dann zerhackt und gemahlen wird. Manche Hersteller werben damit, dass Kokosblütenzucker den Blutzuckerspiegel langsamer ansteigen lässt als Haushaltszucker, doch fehlen dafür bisher ausreichende wissenschaftliche Belege. Der Großteil des bei uns erhältlichen Zuckers stammt aus Bio-Anbau.

Nachfolgend finden Sie einen Überblick über die wichtigsten Zuckeralternativen.

Tabelle 3: Natürlich süßende Lebensmittel

Natürliche Süße	Gewonnen aus	Inhaltsstoffe	
Agavendicksaft	Blüten der mexikanischen Agave	Vor allem Fruchtzucker	
Ahornsirup	Saft des nordamerikanischen Zuckerahorns	Saccharose	
Apfel- und Birnendicksaft	Äpfeln und Birnen	Vor allem Fruchtzucker	
Honig	Bienennektar	Frucht- und Traubenzucker	
Kokosblütenzucker	Blüte der Kokospalme	Vor allem Saccharose, Glukose und Fruktose	
Reissirup	Gemahlenem Reis	Vor allem Maltose, hoher Anteil an Mehrfachzucker, enthält keinen Fruchtzucker	
Röhrohrzucker	Zuckerrohr	Saccharose	
Vollrohrzucker	Zuckerrohr	Saccharose	
Vollrübenzucker	Zuckerrüben	Saccharose	
Zuckerrübensirup	Zuckerrüben	Saccharose	

Geschmack	Besonderheiten	Verwendung für
Kaum Eigengeschmack	Etwas höhere Süßkraft als Haushaltszucker, daher sparsam dosieren	Heiße Getränke, Milchmixgetränke, Desserts
Je nach Erntezeitpunkt mild (heller Sirup) bis kräftig (dunkler Sirup), karamellig	Im Kühlschrank aufbewahren	Süßes Gebäck, traditionell zu Pfannkuchen, Glasieren von Kartoffeln und Gemüse
Fruchtaroma	Ersatz für Zucker beim Backen: Flüssigkeitsmenge etwas reduzieren	Süßsaure Gerichte, Obstkuchen
Großes Sorten- und Geschmacksspektrum	Nicht erhitzen, damit die entzündungshemmenden Enzyme und weitere Substanzen erhalten bleiben	Salatsaucen, Desserts, Glasieren von Gemüse oder Braten
Leicht karamellig, wenig süß	Wird aus dem Blütennektar der Kokospalme gewonnen	Karamellisieren, Glasieren, Backwaren, Getränke, Müslis
Wenig süß, zurückhaltendes Nussaroma	Geeignet bei Fruktoseunverträglichkeit	Brotaufstrich, Müslis, Desserts
Karamellig	Kristallisierter, teilweise zentrifugierter Rohrzucker, hellbraun, etwas grobkörniger als Haushaltszucker	Karamellisieren, Backwaren, Müslis, Desserts
Wenig süß, karamellig	Getrockneter, vermahlener Zuckerrohrsaft, grobe Zuckerkristalle, neigt zum Verklumpen	Karamellisieren, Backwaren, Müslis, Desserts
	Wird in der Lebensmittelproduktion eingesetzt, nur selten im Einzelhandel erhältlich	Karamellisieren, Backwaren, Müslis, Desserts
Karamellig, leicht bitterer Nachgeschmack	Entsteht durch Eindicken von Rübensaft, der aus gekochten Rübenschnitzeln abgepresst wird	Brotaufstrich, traditionell für Weihnachtsgebäck und Saucen

Süßstoffe

Unter Süßstoffen versteht man Zuckerersatzstoffe natürlichen oder synthetischen Ursprungs mit einer riesigen Süßkraft – sie können bis zu 37.000-mal stärker süßen als Haushaltszucker. Momentan sind in der EU elf Süßstoffe zugelassen (siehe Tabelle 4, Seite 35). Sie haben keine oder kaum Kalorien und sind in der Regel zahnfreundlich. Für ihre Verwertung ist kein Insulin nötig. Da die meisten frei von Frucht- und Milchzucker sind, eignen sie sich auch für Menschen mit Fruktose- oder Laktoseintoleranzen. Süßstoffe haben häufig einen charakteristischen Nach- oder Beigeschmack. Die Lebensmittelindustrie kombiniert daher oft unterschiedliche Süßstoffe miteinander, damit sich ihre Eigenschaften ausgleichen.

Seit Jahren gibt es Diskussionen über mögliche Gesundheitsrisiken. Aspartam, Cyclamat und Saccharin standen im Verdacht, krebserregendes Potenzial zu besitzen. Nach aktuellem Forschungsstand gelten alle in der EU zugelassenen Süßstoffe als unbedenklich. Trotzdem bestehen nach Einschätzung kritischer Mediziner Restrisiken für Menschen mit einem extrem hohen Konsum, insbesondere der Süßstoffe Saccharin und Cyclamat. Auch die Frage, wie sich die Aufnahme großer Mengen unterschiedlicher Süßstoffe auswirkt, ist noch nicht abschließend geklärt. Die Verbraucherzentralen empfehlen daher eher, Zucker oder Honig reduziert zu verwenden, anstelle zu Süßstoffen zu greifen.

Tragen Süßstoffe zum Abnehmen bei oder rufen sie im Gegenteil den Heißhunger auf mehr Süßes hervor? Dies wird immer wieder diskutiert – die meisten wissenschaftlichen Studien kommen zum Ergebnis, dass es keinen gewichtssteigernden Effekt durch Süßstoff gibt. Doch es gibt auch andere Studien, wie beispielsweise eine amerikanische Untersuchung, nach der mit zunehmendem Konsum von Light-Getränken auch das Gewicht der Versuchsteilnehmer anstieg. Nach Ansicht der Verbraucherzentralen besteht hier noch weiterer Forschungsbedarf.

Generell ist zu bedenken: Obwohl immer mehr Süßstoffe konsumiert werden, ist weder der Zuckerkonsum zurückgegangen noch hat sich die Zahl der Übergewichtigen verringert. Nur wer insgesamt sehr auf eine ausgewogene Ernährung achtet, kann sein Gewicht kontrollieren.

Der Einsatz von Süßstoffen ist nur für bestimmte Lebensmittel zulässig. Welche das sind, legt das europaweit einheitlich geregelte Zusatzstoffrecht fest. Es enthält außerdem Vorschriften zur Kennzeichnung und zu Höchstmengen. Die Mengen müssen sich am sogenannten ADI-Wert orientieren, der angibt, wie viel Milligramm des Stoffes pro Kilogramm Körpergewicht ein Erwachsener pro Tag höchstens zu sich nehmen sollte.

Süßstoffe für Kinder?
Süßstoffe und Zuckeraustauschstoffe sind für Kinder grundsätzlich nicht zu empfehlen. Die erlaubten Höchstmengen in Lebensmitteln orientieren sich an Erwachsenen und die gesundheitlichen Risiken für Heranwachsende sind nicht abzuschätzen. Außerdem besteht die Gefahr der Gewöhnung an einen sehr süßen Geschmack, sodass schwach gesüßte Speisen von Kindern häufiger abgelehnt werden.

Stevia – „natürliche" Süße?

Vor einigen Jahren machte die „Wunderpflanze" Stevia viel von sich reden, doch inzwischen hat sich der Hype wieder gelegt. Und das ist auch gut so: Stevia ist kein neues Wundermittel, das süßen Genuss ohne Reue ermöglicht, sondern schlicht ein weiterer Süßstoff.

Stevia rebaudiana, auch Süßkraut genannt, ist eine südamerikanische Staudenpflanze. Ihre Blätter sind 30- bis 45-mal so süß wie Haushaltszucker. Das aus ihnen gewonnene Steviolglykosid ist 300-mal süßer, kalorienfrei und verursacht keine Karies. Seit Ende 2011 ist in der EU der Extrakt aus der Pflanze zum Süßen zugelassen. Allerdings empfiehlt die Europäische Behörde für Lebensmittelsicherheit, dass Erwachsene nicht mehr als 4 mg pro Kilo

Körpergewicht pro Tag zu sich nehmen sollen. Für 31 Lebensmittelkategorien mit jeweils unterschiedlichen Höchstmengen ist Steviolglykosid zugelassen, so zum Beispiel für Fruchtnektar mit 100 mg/l
und für aromatisierte Getränke 80 mg/l Steviol-Äquivalent.

Die Blätter der Pflanze sind nicht als Lebensmittel zugelassen, da
es noch keine toxikologischen Untersuchungen dazu gibt. Der Anbau der Pflanze ist aber nicht verboten.

Oft wird Stevia als „pflanzliches Süßungsmittel" bezeichnet. Doch
ein Naturprodukt ist das Steviolglykosid genauso wenig wie andere
Süßstoffe: In einem aufwendigen physikalischen und chemischen
Prozess – ein Großteil wird in China unter nicht umweltfreundlichen
Bedingungen hergestellt – werden die süßenden Stoffe aus der
Pflanze extrahiert und gereinigt. Werbung mit „natürlicher Süße"
ist daher Verbrauchertäuschung.

Stevia eignet sich als Ersatz für Zucker nur dort, wo es als „nicht
volumengebende" Zutat eingesetzt werden kann. Wegen seiner
großen Süßkraft kann beispielsweise beim Backen nicht einfach
Zucker durch die gleiche Menge Stevia ersetzt werden. Wie andere
Süßstoffe auch wird Stevia daher häufig als Pulver oder in Tablet-
tenform in einer Mischung mit Maltodextrin angeboten. Das Maltodextrin – modifizierte, geschmacksneutrale Stärke – dient dabei
als Trägerstoff. Dadurch entspricht 1 Teelöffel des Süßstoffes etwa
der Süßkraft von 1 Teelöffel Zucker.

Bisher werden mit Steviolglykosid vor allem Fruchtaufstriche, Schokolade, Fertigdesserts, aber auch Erfrischungsgetränke gesüßt. Da
es einen teilweise lakritzartigen Eigengeschmack hat und für einzelne Lebensmittelkategorien Höchstwerte festgelegt sind, kann es
nicht immer die gesamte Zuckermenge ersetzen. Daher enthalten
die Produkte häufig zusätzlich noch Zucker.

Fazit: Steviolglykosid ist ein Süßstoff und keineswegs natürlicher als andere Süßstoffe. Es ist auch kein „Wundermittel", das Zucker in allen Rezepten ersetzen kann. Wenn Sie industriell hergestellte Lebensmittel mit Stevia kaufen, sollten Sie prüfen, ob wirklich nennenswert Zucker oder Kalorien eingespart werden.

Zuckeraustauschstoffe

Zuckeraustauschstoffe haben eine etwas geringere Süßkraft als Zucker. Im Gegensatz zu Süßstoffen sind sie nicht kalorienfrei (2,4 Kilokalorien pro Gramm), aber deutlich kalorienärmer als Zucker (3,9 Kilokalorien pro Gramm). Zu diesen Austauschstoffen gehören sieben sogenannte Zuckeralkohole (siehe Tabelle 5, Seite 37). Sie werden enzymatisch aus Stärken und verschiedenen Zuckerarten gewonnen und bestehen aus zuckerähnlichen Molekülen. Geschmack und Volumen sind daher zuckerähnlich, sodass sie sich in Lebensmitteln wie normaler Zucker verarbeiten lassen.

Wie Süßstoffe werden sie (mit Ausnahme von Maltit) insulin-unabhängig verstoffwechselt: Zuckeralkohole werden im Darm nur sehr langsam resorbiert und können so bei übermäßigem Verzehr (bei Kindern auch schon nach Aufnahme geringer Mengen) Beschwerden wie Bauchweh, Blähungen und Durchfall verursachen. Der festgelegte Toleranzwert gibt an, welche Mengen Erwachsene über den Tag verteilt aufnehmen können, ohne Verdauungsbeschwerden zu bekommen. Die individuelle Toleranzmenge kann sehr unterschiedlich sein. Für den Einsatz in Lebensmitteln gibt es keine gesetzlich festgelegten Höchstmengen. Haben Zuckeralkohole allerdings einen über zehnprozentigen Anteil am Produkt, muss der Hinweis „Kann bei übermäßigem Verzehr abführend wirken" auf der Packung stehen.

Zuckeralkohole verursachen kaum oder gar keine Karies. Deshalb werden sie besonders häufig in „zuckerfreien" Bonbons und „zahnschonenden" Süßigkeiten von der Lebensmittelindustrie verwendet. Sie sollten allerdings genau die Zutatenliste studieren: Manchmal werden Zuckeralkohole auch eingesetzt, um hohe Zuckergehalte zu verschleiern.

Zuckerfreie Kaugummis senken das Kariesrisiko, doch auch bei Kaugummis sollte man wegen der abführenden Wirkung auf die Verzehrmengen achten.

Unter den Zuckeralkoholen machte in letzter Zeit vor allem der Birkenzucker von sich reden, da er nicht nur in der Lebensmittel- produktion eingesetzt wird, sondern auch zum Süßen von Desserts und zum Backen verwendet werden kann. Da sich die Süßkraft 1:1 zu Haushaltszucker verhält und Birkenzucker keinen Beigeschmack hat, kann er in der Küche problemlos eingesetzt werden. Nur für Hefeteige ist er ungeeignet, da die Hefepilze ihn nicht verstoffwech- seln können. Der Name „Birkenzucker" suggeriert, dass es sich dabei um ein natürliches Produkt handelt, doch dies ist nicht der Fall: Xylit, so seine chemische Bezeichnung, wird in einem techno- logisch aufwendigen Prozess aus Stärke bzw. Glukose gewonnen. Basis dafür können Laubhölzer wie Birke und Buche, Holzabfälle der Papierindustrie oder Reste von Maiskolben sein. Ob dabei auch gentechnisch veränderter Mais verwendet wurde, können die Kun- den nicht nachvollziehen, da dafür keine Kennzeichnungspflicht besteht.

Fazit: Süßstoffe und Zuckeraustauschstoffe tragen in der Regel we- der zu einer Gewichtsreduktion noch zu einer Veränderung des Ess- verhaltens bei. Daher: Lieber wohldosiert mit natürlichen Zutaten wie Zucker oder Honig süßen!

Tabelle 4: In Lebensmitteln zugelassene Süßstoffe

Name und E-Nummer	Eigenschaften und Verwendung zugelassen seit	Süßkraft im Vergleich zu Haushaltszucker ...-fach
Acesulfam-K (E 950)	· Wird nicht verstoffwechselt · Sehr häufig Bestandteil von Süßstoffmischungen in der Lebensmittelproduktion · Verstärkt Aromen · 1990	130–200
Advantam (E 969)	· Der neueste zugelassene Süßstoff · Seine riesige Süßkraft übertrifft alle anderen Süßstoffe · Verstärkt und intensiviert Aromen, vor allem bei Molkereiprodukten, Zitrus-, Frucht- und Minzaromen, unterdrückt bittere Geschmacksnoten · Wird aus Aspartam und Isovanillin durch chemische Synthese gewonnen, ist im Reinzustand ein weißes Pulver · Kann theoretisch andere Süßungsmittel ersetzen, ist jedoch nicht für alle Lebensmittel geeignet, da es z. B. durch Erhitzen oder in einem sauren Milieu teilweise abgebaut wird. · 2014	37.000
Aspartam (E 951)	· Geschmack ähnlich dem Haushaltszucker, verliert durch Erhitzen oder lange Lagerung an Süßkraft · Kann Geschmack von Aromen verstärken · Wird bei der Verdauung in Eiweißbausteine aufgespalten, enthält 4 kcal pro Gramm (dies fällt wegen der hohen Süßkraft nicht ins Gewicht) · Unverträglich für Menschen mit der seltenen Stoffwechselkrankheit Phenylketonurie · 1981	200
Aspartam-Acesulfam-Salz (E 962)	· Salzhaltige Verbindung, besteht zu 64 % aus Aspartam und zu 35 % aus Acesulfam · 2005	350

Tabelle 4: In Lebensmitteln zugelassene Süßstoffe (Fortsetzung)

Name und E-Nummer	Eigenschaften und Verwendung zugelassen seit	Süßkraft im Vergleich zu Haushaltszucker ...-fach
Cyclamat (E 952)	· Geringste Süßkraft von allen Süßstoffen · Wird häufig mit andern Süßstoffen kombiniert · Wird nicht verstoffwechselt · 1963	30–50
Neohesperidin (E 959)	· Wird aus Zitrusfrüchten gewonnen · Wird in geringen Mengen vom Körper aufgenommen und abgebaut · Wirkt als Geschmacksverstärker, unterdrückt bittere Geschmacksnoten · Hitzestabil · 1998	400–600
Neotam (E 961)	· Wird aus Aspartam durch chemische Synthese gewonnen · Wird unverändert ausgeschieden · Hitzestabil · 2009	7.000– 13.000
Saccharin (E 954)	· Wird nicht verstoffwechselt, sondern vom Körper unverändert ausgeschieden · Häufig Bestandteil von Süßstoffmischungen in der Lebensmittelproduktion · Die meisten Tafelsüßen in Form von Tabletten oder Flüssigsüßstoffen sind eine Kombination aus Saccharin und Cyclamat · Ältester synthetischer Süßstoff, seit gut 100 Jahren eingesetzt	300–500
Steviolglykoside, Stevioside (E 960)	· Durch Extraktion aus Blättern der Stevia-Pflanze gewonnen · Hat so gut wie keine Wirkung auf den Blutzuckerspiegel · 2011	300
Sucralose (E 955)	· Aus Zucker hergestellt · Wird nicht verstoffwechselt · Wird häufig mit anderen Süßstoffen kombiniert · Hitzestabil · 2005	600

Tabelle 5: Zuckeralkohole und ihre Eigenschaften

Name und E-Nummer	Herkunft Besonderheiten	Süßkraft im Vergleich zu Haushaltszucker (= 1,0)	Toleranzwert	Karies fördernd
Erythrit, Erythritol (E 968)	· Aus Stärke gewonnen, relativ hohe Toleranzgrenze und Hitzebeständigkeit, kann beim Backen eingesetzt werden · Weist einen stark kühlenden Effekt auf, wird u. a. in Kaugummis und Pefferminzbonbons eingesetzt	0,6–0,8	60–80 g	nicht
Isomalt (E 953)	· Aus Zucker hergestellt · Wird in vielen kalorienreduzierten Süßwaren und Kaugummis verwendet	0,5–0,6	30 g	vermindert
Laktit (E 966)	· Aus Milchzucker gewonnen · Steigert die Süßkraft von Süßstoffen	0,4	40 g	vermindert
Maltit (E 965)	· Aus Malzzucker, der aus Stärke stammt, gewonnen · Wird insulinabhängig verstoffwechselt · In der Lebensmittelindustrie auch als Feuchteregulator eingesetzt · Eigenschaften kommen von allen Zuckeralkoholen denen des Haushaltszuckers am nächsten	0,9–1,0	30–50 g	vermindert
Mannit (E 421)	· In Pilzen, Algen, Oliven und dem Saft der Manna-Esche, auch industriell aus Stärke gewonnen · Trägerstoff für Aromen und Vitamine · Haupteinsatzgebiet liegt im pharmazeutischen Bereich	0,7	10–20 g	vermindert

Tabelle 5: Zuckeralkohole und ihre Eigenschaften (Fortsetzung)

Name und E-Nummer	Herkunft Besonderheiten	Süßkraft im Vergleich zu Haushaltszucker (= 1,0)	Toleranzwert	Karies fördernd
Sorbit (E 420)	· Kommt in Vogelbeeren und vielen Früchten vor · Wird auch industriell aus Glukose gewonnen; sehr verbreitet · In der Lebensmittelindustrie wird es als Feuchthaltemittel und in Speiseeis (erniedrigt den Gefrierpunkt) eingesetzt · Bei Fruktoseintoleranz: Sorbit meiden!	0,5	40–50 g	vermindert
Xylit oder Xylitol (E 967)	· Kommt in Früchten, Gemüse und Rinden bestimmter Holzarten wie der Birke vor · Wird aus dem Holzzucker Xylose gewonnen · Wasserlöslich und hitzebeständig · Ruft auf der Zunge einen kühlenden Effekt hervor · Wird in Zahnpflegekaugummis, Bonbons und Limonaden verwendet · Kann zum Kochen und Backen eingesetzt werden	1,0	30–50 g	nicht

Zucker in Lebensmitteln – was sagt das Etikett?

- Was sagt das Etikett?
- Zutatenverzeichnis
- Nährwertkennzeichnung
- Portionsangaben
- Weitere Aussagen zum Nährstoffgehalt

Was sagt das Etikett?

Verpackungen von Lebensmitteln sind oftmals mit einer Vielzahl von Werbebotschaften und Nährwerttabellen bedruckt. Die zahlreichen Informationen sind oft unübersichtlich und eignen sich nicht unbedingt als alltagstaugliche Einkaufshilfe. Es ist sehr viel Wissen und manchmal ein regelrecht detektivisches Vorgehen nötig, um die Botschaften richtig zu entschlüsseln. Folgende Informationen finden Sie auf den Verpackungen:

1. Ein Zutatenverzeichnis, das alle im Produkt enthaltenen Zutaten aufführt; dieses ist gesetzlich vorgeschrieben.

2. Eine Nährwertkennzeichnung. Seit Ende 2016 müssen alle vorverpackten Lebensmittel eine Nährwertkennzeichnung tragen. Sie informiert über den Energiegehalt und sechs Nährstoffe des Lebensmittels, unabhängig davon, ob für einen Nährstoff besonders geworben wird oder nicht. Die sechs Nährstoffe sind: Fett, gesättigte Fettsäuren, Kohlenhydrate, Zucker, Eiweiß und Salz.

3. Aussagen zum Nährstoffgehalt oder gesundheitlichen Vorteilen des Produktes: Diese werden oft auf der Schauseite des Produktes besonders grafisch hervorgehoben, beispielsweise: „30 % weniger Zucker" oder „Mit natürlicher Fruchtsüße".

Zutatenverzeichnis

Alle enthaltenen Zutaten müssen in absteigender Reihenfolge im Zutatenverzeichnis aufgeführt werden: Das heißt, die Zutat mit dem größten Gewichtsanteil steht an erster Stelle. Angaben über den prozentualen Anteil der Zutaten sind nur vorgeschrieben, wenn diese auf der Packung abgebildet oder besonders ausgelobt werden. Steht also auf der Verpackung eines Müsliriegels „Mit Honig", muss in der Zutatenliste angegeben werden, wie viel Prozent Honig im Produkt enthalten sind.

Wenn Zucker im Zutatenverzeichnis also gar nicht oder nur auf einem der hinteren Plätze auftaucht – können Sie dann sicher sein, dass nicht viel Zucker enthalten ist? Leider nein!

- Der Zuckergehalt kann sich aus verschiedenen Quellen speisen. Beispielsweise sind in einem Produkt Zucker, Fruchtzucker und Milchzucker enthalten. Der jeweilige Gewichtsanteil am Lebensmittel relativ gering – und rutscht daher auf der Zutatenliste nach hinten.
- Bei vielen süßenden Zutaten findet sich der Begriff „Zucker" nicht im Namen. Daher ist ohne Fachwissen nicht ohne Weiteres zu erkennen, dass sie zum Zuckergehalt beitragen wie Dextrose, Dicksaft, Fruktose, Glukose, Joghurtpulver, Laktose, Magermilchpulver, Maltose, Oligofruktose und Saccharose.
- Zutaten wie getrocknete Früchte, Schokoladenspäne oder Fruchtpüree tragen ebenfalls zum Zuckergehalt bei.

Süßungsmittel im Zutatenverzeichnis

Süßstoffe und Zuckeraustauschstoffe müssen im Zutatenverzeichnis den Klassennamen „Süßungsmittel" tragen, gefolgt von der Bezeichnung des Süßungsmittels oder der E-Nummer. Durch diese Zusammenfassung ist es für den Verbraucher schwierig, die beiden Gruppen zu unterscheiden.

Nährwertkennzeichnung

Die Nährwertkennzeichnung erfolgt meist in Form einer Tabelle. Diese enthält mindestens die Mengen an Fett, gesättigten Fettsäuren, Kohlenhydrate, Zucker, Eiweiß und Salz. Weitere Nährwertangaben wie z. B. Ballaststoffe oder verschiedene Vitamine und Mineralstoffe können freiwillig angegeben werden. Die Angaben müssen sich auf 100 Gramm oder 100 Milliliter eines Lebensmittels beziehen, zusätzlich können sie pro Portion berechnet sein.

Die Nährwertkennzeichnung muss gut sichtbar auf der Verpackung angebracht sein und befindet sich in der Regel auf der Verpackungsrückseite.

Der Zuckergehalt in der Nährwertkennzeichnung setzt sich aus allen im Lebensmittel enthaltenen Einfach- und Zweifachzuckern zusammen (siehe Tabelle 1, S. 12). Zucker kann also aus unterschiedlichen Quellen stammen: Bei einem Früchtemüsli beispielsweise aus Trockenfrüchten und zugefügtem Zucker, bei einem Vanillejoghurt aus dem natürlich vorhandenen Milchzucker (Laktose) und dem zugesetzten Zucker. Der ernährungsphysiologische Wert von Lebensmitteln wird durch diese Angabe also leider nicht angezeigt, denn es bleibt unklar, welcher Zuckeranteil beispielsweise eines Müslis aus Trockenfrüchten und welcher aus zugefügtem Zucker (der im Gegensatz zu den Trockenfrüchten keine wertgebenden Inhaltsstoffe wie Vitamine und Ballaststoffe enthält) stammt.

Portionsangaben

Nährwertangaben pro Portion sind häufig auf der Vorderseite der Lebensmittelverpackung zu finden.

Was ist eine Portion? Wie viel Gramm sind eine Portion?

Das legt der Hersteller fest. Manchmal werden die Portionen unrealistisch klein gewählt. Es werden beispielsweise eine halbe Pizza oder zwei Kekse als Portion ausgewiesen, was den Kalorien- und auch den Zuckergehalt in einem günstigeren Licht erscheinen lässt.

Verbraucherfreundlich ist es, wenn beispielsweise bei einem Schokoriegel, der 40 g wiegt, diese Menge auch als eine Portion angegeben wird, und nicht etwa 25 g mit entsprechend geringerem Kaloriengehalt.

Bei zahlreichen Produkten werden die Portionsangaben noch einmal in Form einer grafischen Darstellung auf der Schauseite abgebildet, zusätzlich wird angegeben, wie viel Prozent der empfohlenen Tageszufuhr eines Erwachsenen die Portion enthält. Diese Angaben werden auch oft als Guideline Daily Amounts (GDA) bezeichnet und wurden ursprünglich von der Lebensmittelindustrie entwickelt. Sie entsprechen den Referenzmengen der ab Ende 2014 geltenden Lebensmittelinformationsverordnung (siehe auch **www.vz-nrw.de/Kennzeichnung-von-Lebensmitteln-8.de**) und orientieren sich an dem Tagesbedarf einer erwachsenen Frau von 2.000 Kilokalorien (kcal).

Für einige Bevölkerungsgruppen sind 2.000 kcal täglich schon zu viel, beispielsweise für Ältere oder Kinder. Bei anderen, etwa Männern oder körperlich sehr aktiven Menschen, liegt der Tagesbedarf höher.

Weitere Aussagen zum Nährstoffgehalt

Bei manchen Produkten werden Nährwerte oder der gesundheitliche Nutzen besonders herausgestellt. Beim Zucker wird meist der niedrige Gehalt betont. Dies geschieht oft werbewirksam auf der Schauseite, grafisch hervorgehoben durch ein Label oder Ähnliches. Gesetzlich definiert sind nur wenige.

Werbeaussagen wie „ohne Zuckerzusatz" oder „ungesüßt" vermitteln den falschen Eindruck, ein Produkt enthalte kaum oder keinen Zucker. Der Zuckerzusatz ist aber nicht mit dem Zuckergehalt eines Produkts identisch. Auch süßende Zutaten wie Trockenfrüchte oder Molkenerzeugnisse liefern natürlicherweise Zucker. Dann sollte der Hinweis „enthält von Natur aus Zucker" auf der Verpackung stehen, muss aber nicht.

Machen Sie den Ampelcheck!

Welche Zuckermenge in einem Lebensmittel ist eigentlich noch tolerabel? Die Packungshinweise sind oft verwirrend. Einen guten Anhaltspunkt für die Auswahl von Lebensmitteln bietet dagegen die Ampelcheck-Karte der Verbraucherzentralen. Die Ampelfarben signalisieren, wie die Nährwertangaben einzuordnen sind: Grün steht für eine geringe Menge des entsprechenden Nährstoffes, Gelb für einen mittleren Gehalt und Rot weist auf einen hohen Anteil hin.

Für Zucker heißt das pro 100 g des Produktes:

unter 5 g bedeutet 🟢 ,

5 bis 12,5 g 🟡 und

über 12,5 g 🔴 .

Für Getränke gilt der halbe Zuckergehalt, also:

🟢 bis 2,5 g,

🟡 2,5 bis 6,3 g und

🔴 über 6,3 g.

Unter **www.ampelcheck.de** finden Sie die Ampelcheck-Karte zum Ausdrucken und eine Datenbank, in der die Nährstoffe vieler Produkte mit der Ampel bewertet werden. Die Werte orientieren sich an den Empfehlungen der Weltgesundheitsorganisation (WHO). Diese empfiehlt nicht mehr als 10% der täglichen Kilokalorien in Form von Zucker aufzunehmen. Diese Empfehlung bezieht sich nicht auf den natürlichen, in frischem Obst oder in Milch vorkommenden Zucker.

Tabelle 6: Gesetzlich definierte Aussagen über den Zuckergehalt auf Verpackungen

Aussage über den Zuckergehalt	Gesetzliche Definition	Das kann heißen ...
Zuckerfrei oder ohne Zucker	Das Produkt darf nicht mehr als 0,5 g Zucker pro 100 g bzw. 100 ml enthalten.	Zucker wird durch Zuckeraustauschstoffe oder Süßstoffe ersetzt. Die Produkte sind zwar kalorienärmer als mit Zucker gesüßte, aber nicht zwangsläufig kalorienarm.
Zuckerarm	Das Produkt darf nicht mehr als 5 g Zucker pro 100 g bzw. 2,5 g Zucker pro 100 ml enthalten.	
Ohne Zuckerzusatz	Es dürfen keine Einfach- und Zweifachzucker sowie andere wegen ihrer süßenden Wirkung verwendeten Lebensmittel zugesetzt werden. Enthält das Lebensmittel von Natur aus Zucker, sollte der Zusatz gemacht werden: „Enthält von Natur aus Zucker".	
Reduzierter Zuckeranteil	Der Brennwert des Produktes muss mindestens 30 % geringer sein als der eines vergleichbaren Produktes.	Die Vergleichbarkeit ist beim Einkauf oft nicht gegeben.

Exkurs: Lebensmittel für Babys und Kleinkinder

An Lebensmittel, die als Säuglingsnahrung und Beikost vermarktet werden, stellt der Gesetzgeber besonders strenge Anforderungen, dies betrifft beispielsweise die Pestizidbelastung und die Nährstoffzusammensetzung. Doch lassen diese Vorgaben den Herstellern noch genügend Spielraum – und der wird leider nicht immer zum Vorteil der kleinen Konsumenten eingesetzt!

Achtung, Zucker!

Ernährungswissenschaftler und Ärzte raten dringend: Zugesetzter Zucker hat in der Beikost für Babys nichts verloren. Auch andere Zuckerarten, welche von der Lebensmittelindustrie u. a. für Babytees verwendet werden, zum Beispiel Maltodextrin, Milchzucker (Laktose), Malzzucker (Maltose) oder Fruchtzucker (Fruktose), sollten gemieden werden. Vor allem das Dauernuckeln an Fläschchen mit gesüßtem Babytee oder anderen zuckerhaltigen Getränken verursacht Karies.

Für Eltern, die nicht alle Breimahlzeiten selbst herstellen möchten, gibt es eine große Auswahl an Produkten, die diesem Grundsatz entsprechen, beispielsweise Gemüse-Kartoffel(-Fleisch)-Breie oder Getreide-Obst-Breie aus dem Gläschen. Kritisch zu sehen sind dagegen Babybreie, die aus Pulver mit Wasser angerührt werden und den meist am Abend gefütterten Milch-Getreide-Brei ersetzen sollen. Sie werden auch unter Bezeichnungen wie „Abendbrei" oder „Trinkbrei" angeboten. Neben überflüssigen Inhaltsstoffen wie zugesetzten Vitaminen oder Aroma enthalten diese Produkte meist zu viel Zucker.

Daneben ist ein breites Sortiment für die Säuglingsernährung völlig überflüssiger Produkte auf dem Markt, z. B. Kekse oder Obst im Quetschbeutel.

Die Hersteller bewerben diese Produkte mit Aussagen, die den Käufern suggerieren, die Rezepturen wären für Kinder besonders geeignet und auf die Bedürfnisse der Kinder abgestimmt: Auf der Verpackung von Babybreien werden beispielsweise einzelne Zutaten wie „wertvolles" Getreide, Vitamine und Mineralstoffe besonders herausgestellt. Die Rezepturen entsprechen aber nicht den Empfehlungen für eine gesundheitsfördernde Ernährung: Kinderkekse (ab dem 8. Monat) enthalten z. B. zwischen 17 und 25 Prozent Zucker, Milch-Getreide-Breie (ab dem 8. Monat) 9 bis 10 Prozent Zucker. Statt Vollkorngetreide, das Ernährungsexperten auch für die Beikost empfehlen, wird in beiden Produktgruppen meist Auszugsmehl verwendet, das viel weniger Vitamine und Mineralstoffe enthält.

Unnötige Produkte!

Kekse, Fruchtsäfte, Obst im Quetschbeutel, Desserts aus dem Kühlregal für Babys und Kleinkinder sind überflüssig – genauso wie alle anderen Lebensmittel, denen Zucker zugefügt wurde. Als Zwischenmahlzeit zum Knabbern für die ersten Zähne bieten sich Vollkornknäckebrot, -zwieback, Knabberstangen aus Getreide, Obst- oder Gemüsestücke an. Außerdem müssen Säuglinge und Kleinkinder nicht ständig mit Essen „beschäftigt" werden. Sonst lernen sie schnell, dass Essen ein Zeitvertreib bei Langeweile ist und essen dann bei den eigentlichen Mahlzeiten weniger.

Selber kochen!

Ein Getreidebrei aus Vollmilch und Vollkornflocken, -mehl oder -grieß sowie frischem, püriertem Obst ist in wenigen Minuten fertig und enthält nur etwa 4 g Zucker pro 100 g, keinen zugesetzten Zucker und keine überflüssigen Zutaten!

Zuckerfallen

Fruchtsaft?

Nur, wenn „Fruchtsaft" auf der Verpackung steht, sind auch
100 Prozent Fruchtsaft drin. Je nach Herstellungsverfahren wird
zwischen Fruchtsaft aus Konzentrat und Direktsaft unterschieden.

Bei Fruchtsaft aus Konzentrat wird dem Saft im Ursprungsland Wasser entzogen. Später wird es wieder zugefügt, ebenso wie dabei
entfernte Aromastoffe. Fruchtsaft aus Konzentrat muss entsprechend gekennzeichnet werden. Direktsaft wird nach dem Pressen
meistens pasteurisiert und anschließend abgefüllt. Qualitativ und
geschmacklich bestehen keine Unterschiede. Neben ernährungsphysiologisch wertvollen Stoffen wie Vitaminen, vor allem C- und
B-Vitaminen und sekundären Pflanzenstoffen, enthält Fruchtsaft
aber auch von Natur aus reichlich Zucker.

Achtung, Zucker!

Mit durchschnittlich 10 g Zucker pro 100 ml nimmt man mit einem
Glas Fruchtsaft von 200 ml schon ein Drittel der empfohlenen
Zuckermenge zu sich. Besonders zuckerreich ist Traubensaft mit
etwa 16 g Zucker auf 100 ml. Der Zucker in Fruchtsaft stammt
ausschließlich aus den verarbeiteten Früchten, denn zusätzlicher
Zucker darf nicht zugesetzt werden.

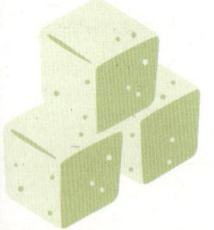

100 ml = 10–15 g Zucker

Fertig gemischte Schorlen!

Kaufen Sie vom Hersteller gemixte Schorlen, sind je nach Frucht unterschiedliche Anteile an Fruchtsaft enthalten. Zum Beispiel muss Apfelsaftschorle mindestens 50 Prozent Fruchtsaft enthalten. Im Gegensatz zu Fruchtsäften dürfen hier Aromen zugesetzt werden (nicht aus der Frucht stammend). Produkte ohne zugesetzte Aromen können mit einem Label wie „Ohne künstliche Zusätze" darauf hinweisen.

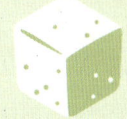

100 ml = 5–8 g Zucker
50 % weniger Zucker

Clever gemixt!

Vergleichen Sie mal, ob selbst gemischte Schorlen nicht doch einen natürlicheren Fruchtgeschmack haben. Die einfachste Methode, den Zuckergehalt noch weiter zu reduzieren, ist natürlich, den Saft im Verhältnis 1 zu 2 oder noch besser 1 zu 3 mit Wasser zu mischen.

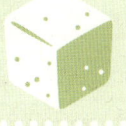

100 ml = 3–5 g Zucker
70–50 % weniger Zucker

Fruchtnektar + Fruchtsaftgetränke?

Fruchtnektare enthalten je nach Fruchtart 25 bis 50 Prozent Fruchtsaft, Fruchtsaftgetränke nur 6 bis 30 Prozent. Der Fruchtgehalt muss auf der Verpackung angegeben werden. Beide enthalten vor allem Wasser, dann Fruchtsaft oder Fruchtmark sowie Zucker oder andere Süßungsmittel. Bei Fruchtsaftgetränken sind Aromen erlaubt.

Achtung, Zucker!

Fruchtnektare und Fruchtsaftgetränke enthalten grundsätzlich zugesetzten Zucker, sind aber nicht unbedingt zuckerreicher als Fruchtsäfte. Bei Fruchtsaftgetränken ist die Zuckerzugabe nicht begrenzt. Zum Süßen wird auch oftmals Glukose-Fruktose-Sirup eingesetzt.

Die Verpackungen von Nektaren und Fruchtsaftgetränken sind denen von Fruchtsaft zum Verwechseln ähnlich – und im Supermarkt stehen sie im Regal nebeneinander. Oft wird auf der Schauseite der Packung nur die Fruchtbezeichnung genannt: Dort steht dann beispielsweise „Mango", darunter findet sich eine große Abbildung der Früchte. Die Bezeichnung „Nektar" steht dann sehr klein über der Zutatenliste. Also aufpassen, dass Sie die Produkte nicht aus Versehen verwechseln!

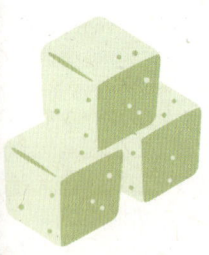

100 ml = 10–15 g Zucker

Zuckerreduzierte Fruchtsaftgetränke

Fruchtsaftgetränke gibt es auch energiereduziert. Hier wird der Zucker durch Süßstoffe ersetzt. Hersteller bewerben dies mit dem Hinweis: „Ohne Zuckerzusatz. Kalorienarm gesüßt."

Werden die Getränke als „zuckerreduziert" bezeichnet, enthalten sie nach wie vor zugesetzten Zucker (auch als Glukose-Fruktose-Sirup), aber weniger als das ursprüngliche Produkt des gleichen Herstellers.

Johannisbeere pur nur als Nektar

Wegen des hohen Säuregehalts ist Johannisbeersaft nicht genießbar. Er wird daher immer zu Nektar verdünnt und gesüßt.

···⫶ **Rezept Saft-Tee-Schorle**

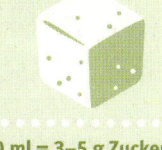

100 ml = 3–5 g Zucker
70–50 % weniger
Zucker

Smoothies?

Smoothies gelten als gesunde Fruchtbombe im Gläschen. Der Begriff Smoothie leitet sich vom englischen „smooth" ab und bedeutet „sämig, fein, glatt", bezeichnet also eigentlich fein püriertes Obst zum Trinken.

Doch da der Begriff nicht geschützt ist, können Smoothies neben einem mehr oder weniger hohen Anteil an Fruchtpüree und Fruchtmark auch Saft und andere Zutaten enthalten. Häufig werden besondere Obstsorten, zum Beispiel Mango oder Brombeere, oder besonders vitaminreiche Zutaten, wie Acerolakirsche oder Granatapfel, hervorgehoben. Smoothies bestehen aber häufig vor allem aus Apfelsaft und Bananenpüree. Die auf der Verpackung herausgestellten Fruchtsorten machen dagegen oft nur einen geringen Teil des Smoothies aus.

Achtung, Zucker!

Viele Smoothies werben mit der Botschaft „100 % Frucht". Das ist zwar korrekt – diese Smoothies enthalten Fruchtsaft und Früchte und damit von Natur aus Zucker, aber keinen zugesetzten Zucker und auch keine zugesetzten Vitamine und Mineralstoffe. Achten Sie beim Einkauf vor allem darauf, dass der Smoothie zu 100 % aus pürierten Früchten besteht, sonst geben Sie zu viel Geld für Saft aus. Außerdem lohnt sich ein Blick auf die Zutatenliste, um zu prüfen, welchen Anteil die werblich hervorgehobenen Fruchtsorten am Produkt haben.

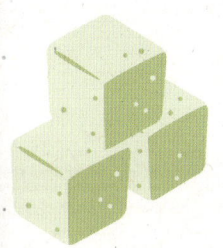

100 ml = 10–15 g Zucker

Selber machen!

Wenn Sie Ihren Smoothie selber zubereiten, können Sie sicher gehen, Obst pur zu genießen. Mit einem guten Mixer geht das recht schnell. Als Zutaten können Sie Obst, Salat und Gemüse nach Saison verwenden und nach Lust und Laune mit unterschiedlichen Kombinationen experimentieren. Probieren Sie auch mal einen grünen Smoothie – er enthält Obst, dazu grünes Gemüse, Salat und (Wild-)Kräuter.

Rezepte:
···> **Beeren-Bananen-Smoothie**
···> **Mango-Bananen-Smoothie**
···> **Melonen-Birnen-Smoothie**
···> **Ananas-Spinat-Smoothie**

> **! Tipp**
>
> Drei Portionen Gemüse und zwei Portionen Obst pro Tag werden für eine ausgewogene Ernährung empfohlen. Mit einem leckeren Obst-Smoothie nehmen Sie bereits zwei Portionen Obst zu sich, also die empfohlene Tagesmenge. Soll er sättigender sein, mixen Sie noch ein paar Esslöffel zarte Haferflocken oder Schmelzflocken unter.
>
> Den gesamten Bedarf an Obst und Gemüse durch Smoothies zu decken, ist nicht empfehlenswert: Ein besseres Sättigungsgefühl stellt sich durch Kauen ein. Außerdem sind Obst und Gemüse als Ganzes oder in Stücke geschnitten eine schnelle Zwischenmahlzeit und prima zum Mitnehmen geeignet.

Limonaden?

Der Konsum von Erfrischungsgetränken und besonders der Limonaden steigt kontinuierlich an. Da inzwischen vielen Verbrauchern
bewusst ist, dass ein Liter Limonade etwa 40 Stücke Würfelzucker
enthalten kann, sind mit Süßstoff gesüßte Getränke auf dem Markt.

Neben den traditionellen Limonaden wie Orangenlimonade werden
exotische Mischungen angeboten, zum Beispiel Grapefruit-Cran-
berry, Ingwer-Karamell und naturtrübe Rhabarber-Limonade.

Achtung, Zucker!

Der Zuckergehalt von Limonaden liegt meist bei 8 bis 10 Prozent
und der Nährstoffgehalt bei etwa 40 kcal. Limo enthält damit etwas
weniger Zucker als Fruchtsaft – aber eben auch keine ernährungsphysiologisch empfehlenswerten Inhaltsstoffe. Limonaden bestehen meist aus Wasser, Zucker, Aroma und Zitronensäure.

Eine praktische Mitnahme-Flasche von 500 ml enthält 50 g Zucker –
und damit schon die Tageshöchstmenge an Zucker für Erwachsene.

Gesüßte Getränke haben einen wesentlichen Anteil an der Entstehung von Übergewicht bei Kindern und Jugendlichen. Denn die in
gesüßten Getränken enthaltenen Kalorien werden zusätzlich zu den
Mahlzeiten aufgenommen.

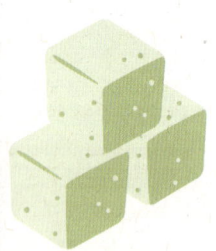

100 ml = 8–10 g Zucker

Mischen!

Süß schmecken Limos immer noch, wenn man sie mit Wasser verdünnt – wer's sprudelig liebt, nimmt kohlensäurehaltiges Mineralwasser. Eine Orangen- oder Zitronenscheibe sorgt für fruchtigeren Geschmack.

Mischverhältnis: 1 Teil Limo, dazu 2 Teile Wasser

! Isotonische Sportgetränke

In der Regel sind Sportgetränke so zusammengesetzt, dass sie die mit dem Schweiß verloren gegangene Flüssigkeit und die Mineralstoffe ersetzen und in begrenztem Umfang Kohlenhydrate zur Verfügung stellen. Sie enthalten meist Mineralwasser, dem häufig Aromen, Farbstoffe, Mineralien und Vitamine zugesetzt sind. Die Süße kommt aus Zucker oder Süßstoffen (ca. 20 kcal und 4–5 g Zucker pro 100 ml). Sportgetränke sind in der Regel nur für Leistungssportler empfehlenswert. Freizeit- und Breitensportler sollten – wenn überhaupt – Sportgetränke nur verdünnt trinken.

Ein ideales Sportgetränk ist Apfelschorle im Mischungsverhältnis 1:3 bis 1:1.

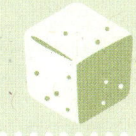

100 ml = ca. 2,5 g
Zucker
75 % weniger Zucker

Eistee?

Wie Limonaden bestehen diese Erfrischungsgetränke hauptsächlich aus Wasser, Zucker(ersatzstoffen), Saft(konzentrat) und Aromen, dazu kommt ein Tee-Auszug, zum Beispiel aus Schwarztee, weißem Tee, grünem Tee, Rotbusch oder Früchten.

Eistees aus Schwarztee oder grünem Tee enthalten Koffein, wenn auch wenig im Vergleich zu Kaffee. Da Kinder auf Koffein empfindlicher reagieren als Erwachsene, sind für sie solche Eistees nicht empfehlenswert. Der Koffeingehalt muss nicht gekennzeichnet werden, wenn das Produkt als Tee bezeichnet wird.

Achtung, Zucker!

Die gängigen Sorten enthalten meist 25 bis 35 kcal pro 100 ml und sind damit etwas leichter als Limonaden. Trotzdem sollten Sie auf die Menge achten: Kleine Flaschen zum Mitnehmen (300 ml) können bereits bis zu 20 g Zucker enthalten.

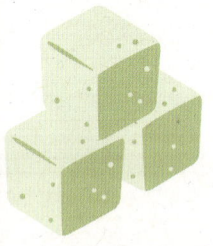

100 ml = 6–8 g Zucker

Eistees mit Mineralwasser!

Sie enthalten Mineralwasser und Fruchtsaft(konzentrate), auf Aromen wird meist verzichtet. Der Zuckergehalt liegt etwas niedriger als bei den konventionellen Eistees.

Eistee in Bioqualität

Enthalten sind nur natürliche Inhaltsstoffe: Tee und Frucht, der Zucker stammt aus Fruchtsaftkonzentrat.

⋯⟩ **Rezept: Honigbusch-Zitronen-Eistee**

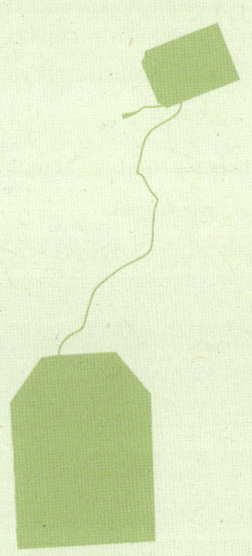

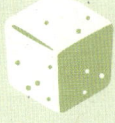

**100 ml = 4–5 g Zucker
50–40 % weniger
Zucker**

Aromatisiertes Wasser?

Aromatisierte Wasser versprechen Abwechslung zum puren Mineralwasser. Sie bestehen zum Großteil aus stillem oder kohlensäurehaltigem Mineralwasser und bis zu 10 Prozent aus Fruchtsaft und zusätzlich natürliche Aromen für den Geschmack.

Zusätzliche Süße wird durch die Beigabe von Zucker, oft in Form von Fruchtsüße oder Fruktose, oder durch Süßstoffe erzielt. Der Nährwert liegt meist zwischen 10 und 20 kcal pro 100 ml.

Achtung, Zucker!

Wenn wir von einem Getränk mit 4 g zugefügter Fruktose auf 100 ml ausgehen, so bringt es eine 0,75-Liter-Flasche immerhin auf 30 g Zucker, damit ist die Hälfte des empfohlenen Höchstwertes pro Tag erreicht. Allerdings unterscheiden sich die Produkte sowohl in der Zusammensetzung als auch im Kaloriengehalt stark voneinander.

Hier hilft nur ein Blick in die Zutatenliste bzw. Nährwerttabelle. Die Getränke sollten kein Ersatz für Mineralwasser sein.

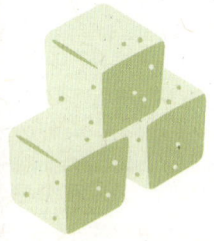

100 ml = 2–5 g Zucker

Natürlich aromatisiertes Wasser!

Aromatisieren Sie Ihr Wasser selbst mit Kräutern und Zitrone:
Mineralwasser in eine Karaffe geben, einige Zweige Minze oder
Zitronenmelisse und Scheiben von Bio-Zitrusfrüchten zufügen.
Nach Wunsch noch durch ein paar Spritzer Zitronensaft und Eiswürfel ergänzen. Das Ganze sieht sehr frisch und dekorativ aus und
schmeckt lecker.

! Tipp

Die Kräuter können auch saisonunabhängig genossen werden, wenn
Sie die Blättchen in Eiswürfeln einfrieren. Zu einem deftigeren Essen
schmeckt auch mit Salbei oder Rosmarin aromatisiertes Mineralwasser.

Auch in dünne Scheiben geschnittene frische Ingwerknollen ergeben
eine interessante Geschmacksnote. Im Frühling sorgen Holunderblüten
zusammen mit Zitronenscheiben für ein blumig-frisches Aroma.

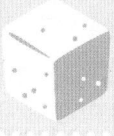

100 ml = 0 g Zucker
**100 % weniger
Zucker**

Kaffeegetränke aus Instantpulver?

Der gute alte „lösliche Bohnenkaffee" hat heute viele Verwandte bekommen: eine große Auswahl von Pulvermischungen, die durch Zugaben von Wasser oder Milch zu wohlklingenden Kaffeegetränken verwandelt werden können.

Achtung, Zucker!

Die Produkte kommen auf etwa 10 g Zucker pro Tasse, das entspricht zwei Stücken Würfelzucker. Aufpassen: Manche Hersteller geben 120 ml Wasser zum Aufgießen an – das entspricht einer sehr kleinen Tasse! Für eine größere Portion – üblich sind 200 ml pro Tasse – benötigt man dann logischerweise mehr Pulver mit entsprechend höherer Kalorienmenge.

Pulvergetränke, die mit Milch angerührt werden sollen, enthalten dann etwa 20 g Zucker pro Portion und sind im Zuckergehalt mit den Kaffeegetränken aus dem Kühlregal vergleichbar (siehe Seite 66).

Wie viel Kaffee ist in Kaffeegetränken?

Die Instantpulver für die Kaffeegetränke mit den fantasievollen Namen enthalten sehr, sehr wenig löslichen Kaffee – wir fanden Mengen von 4 bis 10 Prozent. Den Großteil machen also die übrigen Zutaten aus: Zucker, Milchzucker, Magermilchpulver, Aroma ... Und außerdem sind die Produkte deutlich teurer als der schlichte lösliche Bohnenkaffee.

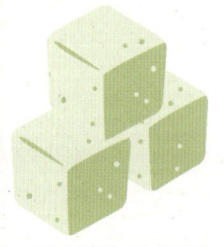

100 ml = 8–11 g Zucker

100 % löslicher Bohnenkaffee!

Sehr schnell zubereitet ist ein Kaffee aus Instantpulver. Mit fettarmer Milch und Eiswürfeln wird im Sommer Eiskaffee daraus, im
Winter sorgen etwas Zimt- oder Kakaopulver für Abwechslung.
Nach Wunsch kann der süße Geschmack selbst dosiert werden, beispielsweise mit einem Teelöffel Rohrzucker, der eine leicht
karamellige Note hat.

···> **Rezept: Winterlicher Gewürzkaffee**

Vollrohrzucker oder Rohrohrzucker?
Lebensmittelrechtlich gibt es keine Definition für die verschiedenen
Zuckerarten. Im Gegensatz zu dem in Deutschland üblichen weißen
Zucker aus heimischen Zuckerrüben, wird Rohrzucker aus tropischem
Zuckerrohr hergestellt. Für Vollrohrzucker wird Zuckerrohrsaft getrock-
net und gemahlen. Vollrohrzucker ist braun und hat einen karamel-
ligen Geschmack. Rohrohrzucker ist ein kristallisierter, teilweise
zentrifugierter Rohrzucker mit heller Farbe.

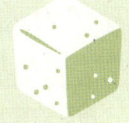

100 ml = ca. 3 g Zucker
(mit 1 TL Zucker und
2 EL fettarmer Milch
zugefügt auf 200 ml)
70 % weniger Zucker

Kakaogetränke aus Instantpulver für Kinder?

„Willst du einen Kakao?", fragt die Oma – und meint damit höchstwahrscheinlich eines der bei Kindern beliebten Instantpulver, die man auch mit kalter Milch leicht anrühren kann.

Kakao ist in den „Kakaohaltigen Getränkepulvern" nicht allzu viel enthalten. Dafür aber, Sie ahnen es schon, reichlich ...

Achtung, Zucker!

Zucker stellt den Löwenanteil dar und macht bei vielen Produkten mindestens 75 Prozent des Pulvers aus. Kakaopulver ist zu etwa 20 Prozent enthalten, dazu kommen Emulgatoren, manchmal Aromen und zugesetzte Vitamine und Mineralstoffe.

In der Werbung wird manchmal „mit Traubenzucker" geworben. So entsteht der Eindruck, hier würde ein besonders gesunder Zucker verwendet. Traubenzucker ist aber nichts anderes als Glukose und genauso zu bewerten wie Haushaltszucker. Eine Anreicherung mit Vitaminen und Mineralstoffen macht aus dem Instantpulver kein ausgewogenes Lebensmittel.

„Zuckerreduziertes" Instantpulver für Kinder?

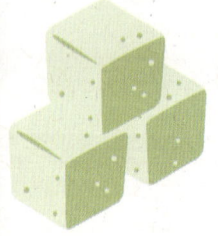

100 g Instant-Kakaopulver = ca. 77 g Zucker
200 ml nach Herstellerangaben zubereitetes Getränk = 25 g Zucker

Für manche Produkte wird damit geworben, dass 30% weniger Zucker als in den handelsüblichen Produkten enthalten sind. Schaut man genauer hin, stellt man allerdings fest: Dies wird durch den Einsatz von Maltodextrin erreicht. Das ist ein aus Stärke gewonnenes Kohlenhydratgemisch, das aus Einfach-, Zweifach- und Mehrfachzuckern besteht und kaum süß schmeckt. Der Kakaogehalt dieser Mischungen beträgt wie bei dem zuckerreichen Produkt nur etwa 20 Prozent, der Kaloriengehalt ist gleich.

Heiße Schokolade!

Getränkepulver, die mit ihrer Verpackung nicht nur Kinder ansprechen, sind etwas zuckerärmer und enthalten dafür mehr Kakaopulver.

Auch bei Bioprodukten gibt es Zuckerbomben, die mit den konventionellen Produkten gleichziehen. Immerhin findet man aber auch etwas zuckerärmere Pulver. Die Hersteller verzichten außerdem auf den Zusatz von künstlichen Vitaminen und Aromen.

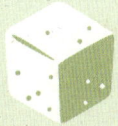

100 g Instantpulver =
ca. 55–65 g Zucker
29–16 % weniger Zucker
200 ml mit 20 g Pulver
nach Herstellerangaben
zubereitetes Getränk =
22 g Zucker

Selbst mischen!

Für eine 200-ml-Tasse einen Esslöffel Kakaopulver mit einem Teelöffel Zucker mischen. Die Milch aufkochen und die Mischung unterrühren. Praktischer ist es, sich eine größere Menge auf Vorrat zu mischen und in einer verschlossenen Dose aufzubewahren.

> **! Tipp**
> Manche Kakaopulver lösen sich nicht gut in kalter Milch auf. Das Gleiche gilt für selbst hergestellte Mischungen aus entöltem Kakaopulver und Zucker. Sie lösen das Problem, wenn Sie für Kaltgetränke das Pulver in wenig kochend heißem Wasser anrühren und dann mit kalter Milch auffüllen.

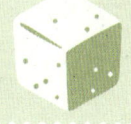

100 g Pulver = ca. 50 g
Zucker
35 % weniger Zucker
200 ml mit 10 g Pulver
zubereitetes Getränk =
15 g Zucker

Kaffeegetränke aus dem Kühlregal?

Im Kühlregal lockt eine immer größere Auswahl eiskalter Kaffeezubereitungen im Portionsbecher wie Latte Macchiato, Cappuccino oder Espresso.

Perfekt passen sie zu unserem eiligen Lebensstil und versprechen einen unkomplizierten und leckeren Frischekick. Neben Milch und Kaffee enthalten sie aber auch Zucker, Verdickungsmittel und Stabilisatoren.

Achtung, Zucker!

„Latte-Macchiato"-Zubereitungen bei einer üblichen Becherportion von 250 ml enthalten etwa 22 g Zucker. Zwar stammt ein Teil davon aus dem in der Milch natürlicherweise enthaltenen Milchzucker, doch bleiben immerhin noch etwa 2½ Teelöffel zugesetzter Zucker pro Becher und etwa 200 Kalorien – sehr viel für ein „schnell zwischendurch" genossenes Getränk.

Zubereitungen mit der Bezeichnung „Espresso" oder „Cappuccino" enthalten zwar etwas weniger Kalorien, aber mindestens genauso viel Zucker wie die „Macchiato-Verwandten".

Nicht alle Hersteller geben die Nährwerte pro Portion an, sondern manche lediglich für 100 ml.

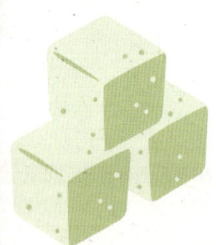

100 ml = ca. 9 g Zucker

Mit Milch mischen!

Ersetzen Sie die Hälfte des Fertiggetränks durch 125 ml eiskalte fettarme Milch (1,5 Prozent) – das enthält dann noch etwa 160 kcal. Vergleichen Sie diese Mischung mal mit dem Originalprodukt: Schmeckt sie nicht immer noch süß genug?

···> **Rezept: Eisgekühlter Latte Macchiato!**

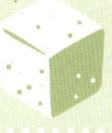

100 ml = 7 g Zucker
20 % weniger Zucker

Frühstückscerealien für Kinder?

Mit Comic- oder Tierfiguren auf der Packung oder Spielzeugbeigaben üben die bunt aufgemachten Produkte auf viele Kinder große Anziehungskraft aus.

Und die Eltern werden mit Werbehinweisen auf gesundes Getreide beruhigt: Bei vielen Produkten werden auf der Packung der Vollkornanteil oder die Ballaststoffe hervorgehoben. Doch ein Großteil der Produkte ist vollkommen überzuckert! Deshalb sind Frühstückscerealien eher eine Süßigkeit als ein empfehlenswertes Frühstück!

Achtung, Zucker!

Im Supermarkt ist die Suche nach „Kindercerealien", die weniger als 12,5 g Zucker enthalten und damit zumindest den Ampelwert „Gelb" bekommen würden (siehe Seite 44), schwierig. Sie müssen sehr lange suchen und werden sehr wenig finden.

Verantwortungsbewusstsein für Kindergesundheit

Eine ernährungswissenschaftliche Studie zeigte, dass der durchschnittliche Zuckergehalt bei Kindercerealien deutlich höher ist als bei Produkten, die nicht für Kinder vermarktet werden (durchschnittlich 28 g gegenüber 18 g pro 100 g). Über 30 g Zucker pro 100 g findet man in fast der Hälfte (47 Prozent) der Produkte! Damit liefern Kindercerealien vor allem eines: unnötig hohe Zuckerportionen.

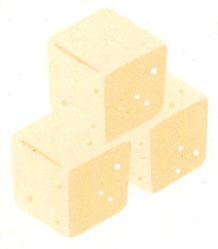

**im Durchschnitt
100 g = 28 g Zucker**

Bioprodukte!

Wenn Ihre Kinder ab und zu die bunt aufgemachten Flocken essen möchten: Machen Sie sich auf die Suche nach den wenigen Produkten, die wenig Zucker enthalten.

Einige Hersteller beweisen, dass auch Kinderflocken mit noch weniger Zucker möglich sind und schmecken.

Da der durchschnittliche Zuckergehalt in Bioprodukten deutlich geringer ist als in konventionellen, werden Sie hier mit größerer Wahrscheinlichkeit fündig. Leider gibt es auch einige Bioprodukte, die sehr zuckerreich sind.

> **! Tipp**
> Kinder mischen sehr gerne ihr Essen selbst: Bereiten Sie mit Ihren Kindern doch eine Basis-Müslimischung zu (siehe Rezept Seite 133). Für Abwechslung können Sie sorgen, indem Sie immer wieder unterschiedliche Lebensmittel zum Untermischen bereitstellen wie frisches Obst nach Saison, Trockenobst, (eine kleine Menge) Schokospäne oder Nüsse.

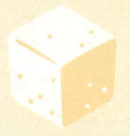

Bio-Kindercerealien:
im Durchschnitt
100 g = 19 g Zucker
35 % weniger Zucker

Früchtemüsli?

Früchtemüslis punkten gegenüber anderen Müslimischungen mit einem meist geringeren Fettgehalt und einem hohen Ballaststoffanteil.

Für den Fruchtanteil gibt es keine gesetzliche Vorgabe. Deshalb variiert der Anteil meist zwischen 20 und 50 Prozent. Der Anteil und die Fruchtart müssen auf der Packung angegeben werden. Hauptzutat bei den Früchten sind häufig Rosinen bzw. Sultaninen – günstig für die Hersteller, denn die sind recht preiswert. Allerdings auch sehr zucker- und fruktosehaltig. Eine größere Geschmacks- und Nährstoff-Vielfalt bieten Müslis mit vielen unterschiedlichen Früchten.

Achtung, Zucker!

Die meisten Früchtemüslis haben einen Zuckergehalt von über 20 Prozent. Davon stammt oft ein Großteil aus den enthaltenen Trockenfrüchten.

Viele Hersteller werben dann auch mit einer Packungsaufschrift „Ohne Zuckerzusatz". Bei der Zutatenliste findet man dann den Hinweis „Enthält von Natur aus Zucker". Nur noch sehr selten wird zusätzlich Zucker beigefügt – achten Sie also in der Zutatenliste darauf.

Werden andere süßende Zutaten wie zum Beispiel Honig zugefügt, tragen diese ebenso wie Haushaltszucker dazu bei, den Zuckergehalt zu erhöhen.

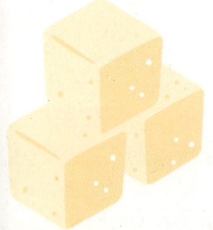

●●●●●●●●●●●●●
100 g = 20–25 g Zucker

Müsli ohne Trockenfrüchte!

Zuckerärmer als Früchtemüslis sind Mischungen, die zum Großteil aus Getreideflocken und -flakes bestehen, dazu kommen Nüsse und Kerne und manchmal ein kleiner Anteil Trockenfrüchte.

Erfreulicherweise haben inzwischen manche Hersteller solche zuckerarmen Produkte im Programm, zum Teil unter der Bezeichnung Birchermüsli. Diese Müslis können prima mit frischen Früchten kombiniert werden.

Rezepte:

···> **Basis-Müslimischung**
···> **Früchtemüsli à la Saison**
···> **Veganes Birchermüsli mit Haselnuss und Apfel**
···> **Porridge mit Feigen und Walnuss**

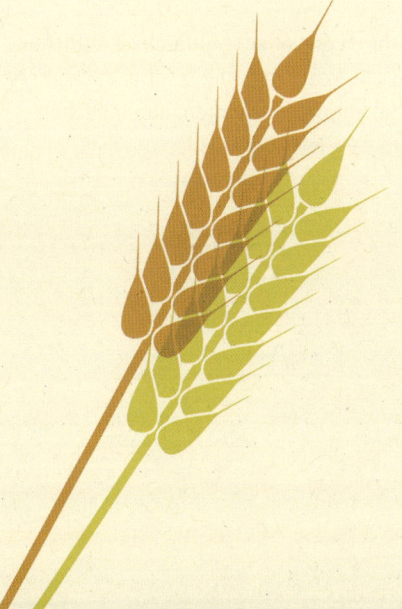

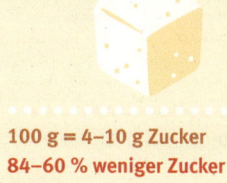

100 g = 4–10 g Zucker
84–60 % weniger Zucker

Schoko- und Knuspermüslis?

Die Basis von Schokomüslis bilden meist Haferflocken, dazu kommen Cornflakes, Schokospäne, -flocken, -plättchen oder Ähnliches und Cerealien. Schokomüslis sind im Vergleich zu Früchtemüslis fett- und damit kalorienreicher.

Knuspermüslis enthalten meist reichlich Kalorien. Der Zuckergehalt entspricht aber dem anderer Müslisorten. Allerdings liegt der Fettgehalt in der Regel höher, bedingt durch die Zugabe von Nüssen und verschiedenen Fetten.

Achtung, Zucker!

Beim Zuckergehalt übertreffen Schokomüslis die Früchtemüslis nicht und liegen mit etwa 20 bis 25 g etwa gleichauf. Schokolade schon zum Frühstück zu essen und zum Bestandteil einer Hauptmahlzeit zu machen ist nicht empfehlenswert.

Das Knuspermüsli fällt durch den eher überdurchschnittlichen Kaloriengehalt mit etwa 440 kcal pro 100 g auf. Der Zuckergehalt bewegt sich zwar nicht im empfehlenswerten, aber üblichen Bereich zwischen 18 und 25 g je 100 g Müsli.

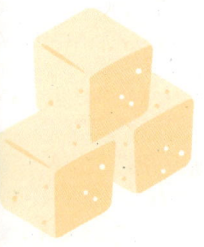

100 g = 18–25 g Zucker

Selber machen!

Knuspermüslis kann man sehr gut selber machen, neben dem Zuckergehalt können Sie in einer selbst zubereiteten Mischung auch den Fettanteil gegenüber einem Fertigprodukt reduzieren. Das Müsli kann auf Vorrat zubereitet und etwa 2 Monate aufbewahrt werden.

Schokomüslis gibt es auch als zuckerreduzierte Variante, die wir aber nicht empfehlen, da Schokolade ein süßes Extra und keine Zutat einer Hauptmahlzeit sein sollte. Wenn man trotzdem ab und zu Lust auf Schokomüsli hat, kann man etwas Schokolade über ein Müsli raspeln, das man z. B. aus unserer Basismischung (siehe Rezept Seite 133) zubereitet.

····> **Rezept: Selbst gemachtes Knuspermüsli**

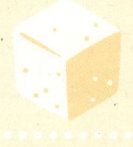

100 g = 7,5 g Zucker

Konfitüre, Gelee & Fruchtaufstriche?

Diese traditionellen Brotaufstriche enthalten neben Früchten oder Fruchtsaft nur Zucker und Geliermittel und eventuell Säuerungsmittel. Laut Gesetz dürfen nur Zubereitungen, die mindestens 55 Prozent Zucker enthalten, als Konfitüre bezeichnet werden.

Was umgangssprachlich als Marmelade bezeichnet wird, ist meistens eine Konfitüre, denn als Marmeladen dürfen nur Brotaufstriche aus Zitrusfrüchten mit einem Mindestfruchtgehalt von 20 Prozent bezeichnet werden.

Fruchtaufstriche enthalten bis zu 75 Prozent Früchte und werden oft unter Fantasienamen vermarktet, sie stehen im Supermarkt direkt neben kalorienreduzierten Produkten.

Achtung, Zucker!

Konfitüren gehören zu den wenigen Produkten, bei denen Zucker wirklich notwendig ist: Er hat konservierende Wirkung. Ein Gesamtzuckergehalt von mindestens 55 Prozent ist sogar vorgeschrieben.

Fruchtaufstriche mit Bezeichnungen wie „Frucht pur" oder „100 % Frucht" enthalten nicht etwa ausschließlich Früchte, sondern sind beispielsweise mit Fruchtsaftkonzentrat oder Fruchtdicksaft gesüßt.

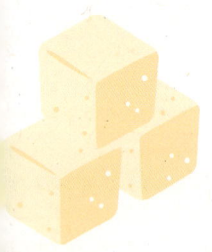

100 g = ca. 60 g Zucker

Fruchtaufstriche!

Da Fruchtaufstriche bis zu 75 Prozent Früchte enthalten, ist ihr Zuckergehalt niedriger als der von Konfitüren und Gelees. Und sie enthalten auch deutlich weniger Kalorien (160 kcal pro 100 g). Im Gegensatz zu Konfitüren gibt es für Fruchtaufstriche keine gesetzlichen Regelungen bezüglich des Frucht- und Zuckergehaltes.

Bevorzugen Sie Fruchtaufstriche, die keine künstlichen Süßstoffe enthalten, sondern nur Früchte, Zucker oder Dicksäfte, Geliermittel und Zitronensäure.

100 g = ca. 35 g Zucker
40 % weniger Zucker

> **! Tipp**
> Biokonfitüren und -fruchtaufstriche enthalten meist keine Glukose, wie das in konventionellen Konfitüren und kalorienreduzierten Fruchtaufstrichen der Fall sein kann. Meist wird mit Rohrzucker oder (Dick-)Saft gesüßt und Apfelpektin als Geliermittel verwendet.

Selbst gemachte Konfitüre!

Machen Sie Ihre Konfitüre selbst, können Sie die Zuckermenge beeinflussen, indem Sie Gelierzucker 2:1 oder 3:1 verwenden. Dieser enthält allerdings den Konservierungsstoff Sorbinsäure. Fast ganz ohne Zucker kommen kalt gerührte Fruchtaufstriche aus (siehe Rezepte Seite 137).

Rezepte:
···> **Kalt gerührter Himbeeraufstrich**
···> **Kalt gerührter Aprikosenaufstrich**

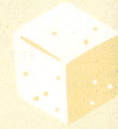

100 g = ca. 35 g Zucker
100 g = ca. 30–40 g Zucker (bei 3:1 bzw. 2:1)
50–35 % weniger Zucker

Nuss-Nougat-Cremes?

In den cremigen, manchmal lecker nussig-schokoladig, manchmal
zuckrig-übersüßt schmeckenden Cremes ist erwartungsgemäß
reichlich Zucker und Fett enthalten.

Achtung, Zucker!

Vielleicht überrascht es Sie: Zuckerhaltiger als Konfitüren sind die
Cremes nicht. Doch trotzdem sind sie viel kalorienreicher: Zu ihren
durchschnittlichen 550 kcal trägt ihr hoher Fettgehalt von 30 bis
40 g je 100 g bei. Obwohl sich die verschiedenen Nuss-Nougat-
Cremes im Zuckergehalt teilweise deutlich unterscheiden, hat das
keinen Einfluss auf den Kaloriengehalt.

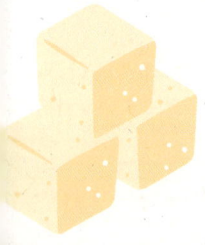

● ● ● ● ● ● ● ● ● ● ● ●
100 g = 40–55 g Zucker

Nuss-Mus!

Reines Mus, etwa aus Mandeln, Erdnüssen oder Haselnüssen, enthält keinen zugesetzten Zucker. Im Gegensatz zu den Nuss-Nougat Cremes liefert es wertvolle Inhaltsstoffe wie ungesättigte Fette und Vitamine. Da dieser Aufstrich ebenfalls sehr kalorienreich ist, dosieren Sie ihn sparsam.

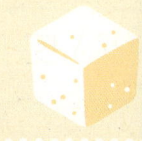

100 g = 0 g Zucker
100 % weniger Zucker

Bio und dunkle Schokolade

Den niedrigsten Zuckergehalt beim Markt-Check hatten zwei Bioprodukte. Vor allem Cremes mit dunkler Schokolade – konventionelle und Bioprodukte – haben zum Teil einen etwas niedrigeren Zuckergehalt, der zwischen 30 und 40 g liegt.

⋯⋗ **Rezept: Nuss-Nougat-Creme**

Süßes Kleingebäck vom Bäcker?

Neben den „zuckerunverdächtigen" Klassikern wie Weizenbrötchen oder Laugenbrezeln lockt in der Backtheke eine große Auswahl an süßem Kleingebäck zum Frühstück oder als schnelle Abhilfe gegen Heißhunger. Doch auch bei den süßen Teilchen gibt es große Unterschiede beim Zuckergehalt.

Achtung, Zucker!

Sich beim Bäcker über den genauen Zuckergehalt zu informieren, ist eher schwierig: Anders als bei verpackten Lebensmitteln ist bei sogenannter loser Ware ein Zutatenverzeichnis nicht verpflichtend.

Das Verkaufspersonal muss Auskunft zu den kennzeichnungspflichtigen Allergenen geben können, wenn sie nicht in anderer Form vorliegen, aber zum Zuckergehalt gibt es in der Regel keine Informationen.

Zum eher zuckerreichen Kleingebäck gehört Plundergebäck, etwa Mohn- oder Nussschnecken. Auch Muffins aus Rührteig und Obstkuchen mit Mürbeteig plus Teigdeckel oder Streuseln gehören in diese Kategorie. Da die aufgeführten Gebäcke zusätzlich relativ viel Fett enthalten, sind sie nicht gerade Leichtgewichte – ein Stück kommt auf satte 350 bis 500 Kalorien.

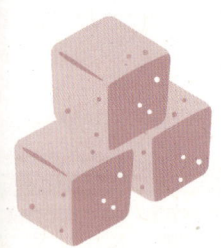

100 g = ca. 20 g Zucker

Hefegebäck!

Deutlich zuckerärmer als Plundergebäck oder Kleingebäck aus
Rührteig sind süße Hefeteilchen, beispielsweise süße Brötchen,
Rosinenbrötchen oder Hörnchen (ohne Nuss- oder Schokoladenfül-
lung!). Auch Quark-Öl-Teig oder Brandteig enthalten relativ wenig
Zucker – doch Achtung, hier kommt häufig über die Füllung Zucker
ins Spiel.

Auch Kuchen mit Hefeteig und Obstbelag pur ohne zuckerreiche
Streusel, beispielsweise Pflaumen- oder Apfelkuchen, bringen
nicht so viel Zucker mit.

Rezepte:
···⟩ **Hefeschnecken mit fruchtiger Füllung**
···⟩ **Sultaninen-Quark-Brötchen**
···⟩ **Frühstückshörnchen aus Quark-Öl-Teig**

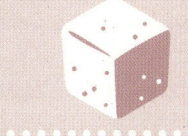

100 g = ca. 10 g Zucker
50 % weniger Zucker

Süße Fertigbackwaren?

Das Angebot an Fertigbackwaren ist ständig gewachsen, sodass man mittlerweile süßes Gebäck für jeden Anlass abgepackt im Supermarkt erstehen kann – von den Frühstückshörnchen über Mini-Gebäck für die Zwischenmahlzeit bis zu Kuchen oder Tortenböden für die Kaffeestunde. Einige Produkte enthalten deutlich mehr Zucker als ihre „Verwandten" aus dem heimischen Backofen ...

Achtung, Zucker!

Süßes Frühstücksgebäck aus der Tüte wie Milchbrötchen, Hörnchen, Brioches oder Schokobrötchen entsprechen in ihrem Zuckergehalt etwa der Bäckerware. Fertigwaffeln aus der Packung, zum Teil als „Toastwaffeln" angeboten, enthalten so viel Zucker wie Kuchen. Manche Produkte bestehen zu über einem Drittel aus Zucker! Sie sind weder als regelmäßiger Frühstücksgenuss noch als Zwischenmahlzeit zu empfehlen.

Abgepackte Kuchen, beispielsweise Marmorkuchen, enthalten fast ein Drittel Zucker. Auch abgepackte Wiener Böden zum Belegen und einzeln verpacktes Kleingebäck sind oft sehr zuckerreich!

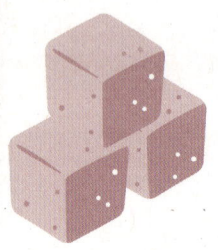

Frühstücksgebäck
100 g = 10–15 g Zucker

Waffeln
100 g = 25–30 g Zucker

Abgepackte Kuchen
100 g = 30–40 g Zucker

Selber backen!

Frühstücksgebäck wie Hefehörnchen oder Brioches schmecken auch mit nur wenig Zucker – wer es süßer liebt, kann dazu einen (am besten zuckerarmen!) Fruchtaufstrich kombinieren. Auch selbst gebackene Waffeln kommen mit weitaus weniger Zucker aus als die abgepackten.

Rezepte:
···⟩ **Dinkel-Nuss-Hörnchen**
···⟩ **Französische Brioches**
···⟩ **Buchweizen-Haselnuss-Waffeln**

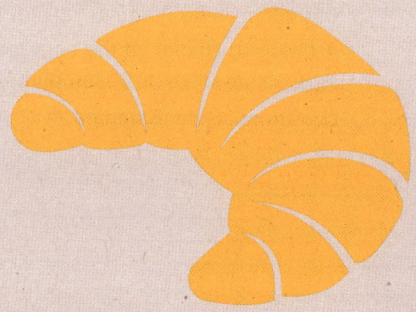

Backmischungen

Neben den beliebten und bekannten Klassikern wie Marmorkuchen, Schokoladenkuchen und Zitronenkuchen gibt es eine riesige
Vielfalt an Backmischungen. Vorteil für viele Verbraucher ist die
einfache Handhabung:

In der Packung liegen das Rezept, ein Teil der Backzutaten und das
Dekor bereits bei. Frische Zutaten wie Eier, Milch oder Butter müssen aber nach wie vor noch zugefügt werden.

Achtung, Zucker!

Beim Markt-Check haben wir uns auf den klassischen Rührkuchen
konzentriert. Die große Mehrzahl der Backmischungen ist nicht
überzuckert, das heißt, sie enthält so viel Zucker, wie man bei
einem typischen Rezept erwarten kann.

Das gilt auch für Produkte, die für Kinder angeboten werden. Aber
Achtung, auch hier gibt es einzelne Mischungen, die deutlich mehr
Zucker aufweisen. Auch Produkte aus dem Bioladen sind nicht zu-
ckerärmer als der Standard.

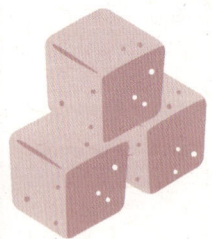

**100 g = ca. 20 g Zucker
(zubereitetes Produkt)**

Selber backen!

Wenn Sie selber backen, können Sie den Zuckergehalt auch selbst regulieren. So ist es beispielsweise möglich, bei Rezepten für Rührkuchen etwa ein Drittel der Zuckermenge wegzulassen, das Gebäck gelingt trotzdem sehr gut. Sie können auch damit experimentieren, einen Teil des Zuckers durch Apfelmus oder eine zerdrückte, reife Banane zu ersetzen.

Süße Hefeteige, Quark-Öl-Teig und Brandteig sind im Vergleich zu Rühr-, Biskuit- oder Mürbeteig eher zuckerarm. Viele Anregungen, wie man Zucker in unterschiedlichen Gebäckarten reduzieren kann, finden Sie in den Rezepten auf den Seiten 141–142.

Rezepte:
- **Marmorkuchen**
- **Zitronenkuchen**
- **Schokoladenkuchen**
- **Veganes Bananen-Vollkornbrot**
- **Veganer Käsekuchen mit Schokoboden**
- **Windbeutel mit Himbeer-Quark-Sahne**
- **Schoko-Kirsch-Muffins**
- **Vegane Apfel-Haselnuss-Muffins**
- **Schoko-Cookies**
- **Erdnuss-Feigen-Cookies**

Apfelmus?

Selbst industriell hergestelltes Apfelmus besteht in der Hauptsache aus zwei Inhaltsstoffen: Äpfeln und Zucker. Manche Produkte enthalten auch noch die Säuerungsmittel Apfel- oder Zitronensäure und Vitamin C als Antioxidationsmittel. Ein neueres Produkt ist kalt geriebenes Apfelmus: Bei diesem Verfahren werden die Äpfel erst gerieben und dann schonend erhitzt. Der Geschmack ist fruchtiger und die Struktur etwas gröber.

Achtung, Zucker!

Apfelmus wird meist Haushaltszucker oder Glukose-Fruktose-Sirup beigefügt.

> **Traubensüße**
> In vielen Obstkonserven wird Traubensüße eingesetzt (siehe auch Seite 90). Sie ist nicht etwa ein Fruchtsaft, sondern Zucker, denn sie besteht ausschließlich aus Einfach- und Zweifachzuckern, vor allem aus Glukose, Fruktose und Saccharose. Ernährungsphysiologisch gesehen besteht der Unterschied zum Haushaltszucker nur im höheren Anteil von weniger süß schmeckenden Einfachzuckern.

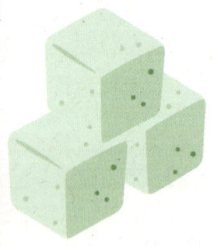

100 g = 16–18 g Zucker

Bio-Apfelmark!

Hier sind die einzige Zutat: Äpfel. Und das Apfelmark schmeckt tatsächlich: süß!

⋯⟩ Rezept: Apfelkompott selbst gemacht

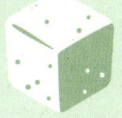

100 g = ca. 13 g Zucker
30 % weniger Zucker

Obstkonserven?

Obstkonserven in Glas oder Dose werden mit Zuckerlösung in genormten Behältergrößen durch Wärmebehandlung konserviert. Fruchtart und Verarbeitungszustand, Füllmenge und Abtropfgewicht müssen angegeben werden. Auch eventuell verwendete Farbstoffe müssen in der Zutatenliste deklariert sein.

Achtung, Zucker!

Wir haben beispielhaft verschiedene Obstkonserven mit Pfirsichen unter die Lupe genommen. In Wasser mit Zucker eingelegte Produkte enthalten etwa 16 g Zucker. „Sehr leicht gezuckert, gezuckert oder stark gezuckert" auf dem Etikett beschreibt die Bandbreite des möglichen Zuckerzusatzes von 9 g bis über 20 g pro 100 g. Eine klare Sache: Der Verbraucher erwartet Zucker, und der ist auch drin.

Wenn ein Hersteller aber „Pfirsiche in Traubensüße" deklariert, verbunden mit dem Hinweis „ohne Kristallzuckerzusatz", könnte man vermuten, dass kein Zucker zugefügt wurde. Die Zutatenliste zeigt jedoch, dass die Traubensüße ein „Zuckerkonzentrat aus Trauben" ist (siehe auch S. 84). Auch der Hinweis „Natursüß. Enthält von Natur aus Zucker" verweist laut Zutatenliste auf ein „Zuckerkonzentrat aus Trauben". Immerhin enthalten beide Produkte etwas weniger Zucker (10 g pro 100 g) als üblich – dafür kosten sie deutlich mehr als diejenigen mit Haushaltszucker.

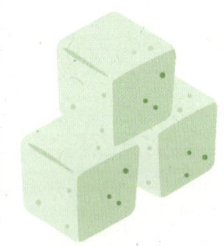

●●●●●●●●●●●●●●●●
100 g = 10–20 g Zucker

Frisches Obst!

Die gesündere Alternative ist natürlich frisches Obst – zum pur Essen schmeckt es sowieso besser. Unter Obst versteht man botanisch alle Samen und Früchte, die allgemein roh verzehrt werden und dabei angenehm süß oder säuerlich schmecken. Der Gehalt an Vitaminen und Mineralstoffen ist besonders hoch, weshalb der Verzehr von frischem Obst im Vergleich zur Obstkonserve immer Vorrang haben sollte, da durch das Erhitzen und Lagern in der Dose Vitamine zerstört werden. Wird frisches Obst zum Kochen oder Backen verwendet, kann für die Vorbereitung etwas mehr Arbeitsaufwand nötig sein als bei der Verwendung von Obstkonserven, das Ergebnis schmeckt aber auch fruchtiger.

> **! Tipp**
> Frische Pfirsiche für einen Obstkuchen lassen sich recht einfach blanchieren: Dazu oben kreuzweise einritzen und etwa 1 Minute in kochendes Wasser legen, sodass sich die Haut leicht abziehen lässt.

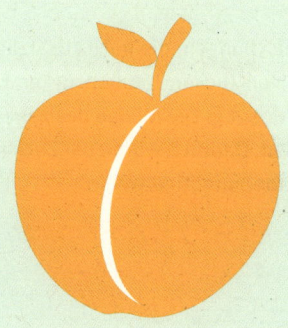

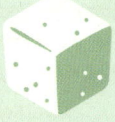

Pfirsiche
100 g = ca. 8 g Zucker
50 % weniger Zucker

Trocken- und Tiefkühlobst?

Trockenobst (oder Trockenfrüchte) sind durch Trocknung haltbar gemacht. Der Wassergehalt sinkt dabei auf 10 bis 30 Prozent, je nach Sorte. Der Zuckergehalt dieser Produkte stammt in der Regel ausschließlich aus den Früchten – wie nicht anders zu erwarten. Trotzdem gibt es ein paar Ausnahmen ...

Tiefgekühlte Früchte werden kurz nach der Ernte schockgefrostet und enthalten daher auch noch den größten Teil der natürlich enthaltenen Vitamine. Aber auch hier gibt es Produkte mit zugesetztem Zucker oder Süßstoff.

Achtung, Zucker!

Da Trockenfrüchten Wasser entzogen wurde, sind sie im Vergleich zu frischem Obst von Natur aus sehr zuckerreich. Wenigen Produkten, beispielsweise getrockneten Ananasstücken, wurde noch Zucker zugefügt – das erwartet der Verbraucher bei einem von Natur aus schon sehr süßen Produkt nicht.

Leider gibt es Tiefkühlfrüchtemischungen, die noch zusätzlich gesüßt wurden, und zwar in Form von Zucker, Traubenzucker, Fruchtzucker, Stärkesirup oder Zuckerlösung. Die Menge des zugesetzten Zuckers muss angegeben werden. Dadurch wurde der Zuckergehalt zwar nur geringfügig erhöht – aber unnötigerweise.

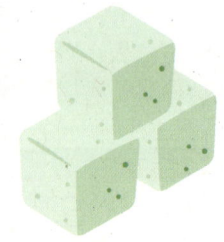

Getrocknete, gezuckerte Ananas
100 g = ca. 78 g Zucker

Trockenfrüchte
100 g = ca. 40–50 g Zucker

Gezuckertes Tiefkühlobst
100 g = ca. 10 g Zucker

Produkte ohne Zuckerzusatz!

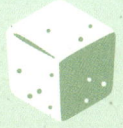

Tatsächlich kommen die allermeisten Trocken- und Tiefkühlobst-
produkte ohne Zuckerzusätze aus. Lesen Sie beim Kauf trotzdem
die Zutatenliste, denn bei Trockenobst können Sie die zugegebene
Menge Zucker leider nur aufgrund von Nährwerttabellen feststellen.

**Getrocknete Ananas
ohne Zuckerzusatz
100 g = ca. 60 g Zucker
25 % weniger Zucker**

**Tiefkühlobst, zum
Beispiel Beeren
100 g = 4–5 g Zucker
50 % weniger Zucker**

Trockenfrüchte-Nuss-Mix!

Ein Trockenfrüchte-Nuss-Mix ist ein zwar kalorienreicher, aber von
der Nährstoffzusammensetzung her ein sehr wertvoller Snack:
Nüsse liefern vor allem ungesättigte Fettsäuren und B-Vitamine. Für
eine gesunde Ernährung werden 25 g Nüsse – etwa eine Hand voll –
täglich empfohlen! Füllen Sie, um nicht zu viel zu knabbern, für
eine Zwischenmahlzeit 40 bis 50 g in ein Schälchen oder zum
Mitnehmen in eine Dose.

Sind Trockenfrüchte gesund?

Obst enthält auch nach dem Trocknen noch wertvolle Mineralien
wie Kalium, Phosphor und Vitamine, dazu viele sekundäre
Pflanzenstoffe. Vitamin C geht allerdings während des Trocknens
teilweise verloren. Ein Pluspunkt der Trockenfrüchte ist ihr hoher
Gehalt an Ballaststoffen. Zu viele davon verursachen allerdings
Blähungen. Eine der empfohlenen fünf Portionen Gemüse und
Obst am Tag kann aber durchaus als Trockenobst verzehrt werden.
Eine Portion ist eine Hand voll, beispielsweise fünf getrocknete
Aprikosen.

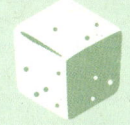

**100 g = ca. 30 g Zucker
40–25 % weniger Zucker
(als Trockenfrüchte pur)**

Obst „to go"?

Der Lebensmitteleinzelhandel bietet neben Smoothies (siehe Seite 54) neue Fruchtkreationen zum Mitnehmen an.

Diese für den Genuss fertig geschnittenen und verpackten Obstsorten sollen Alternativen sein, wenn Sie zum Waschen des Obstes keine Zeit haben oder keine Ananas schälen möchten – das ist praktisch, aber deutlich teurer als unverarbeitetes Obst. Daneben gibt es Fruchtmus im Portionsbeutel.

Achtung, Zucker!

Auch Fruchtmus gibt es „to go": eine Obstportion im Quetschbeutel für unterwegs. Positiv ist, dass viele Produkte – darunter eine Produktreihe für Kinder – ohne zugesetzten Zucker auskommen. Ein Minuspunkt dagegen ist, dass Püree nicht gekaut werden muss – für Kinder ist das Kauen u. a. für die Entwicklung der Sprechfähigkeit wichtig. Außerdem entsteht durch Portionspackungen viel Müll. Daher sollte das „Beutelobst" nur selten frisches Obst ersetzen. Die Zutatenliste genau lesen: Es gibt vereinzelt Produkte, die nicht ausschließlich aus püriertem Obst bestehen, sondern auch Fruchtsaft enthalten.

Ein kleiner Becher Pfirsichwürfel in Zuckerlösung (Obstkonserve) wird mit „ideal für unterwegs" beworben. Mit dieser Portion nimmt man aber 33 g Zucker zu sich – zu viel für eine Zwischenmahlzeit.

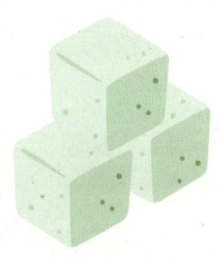

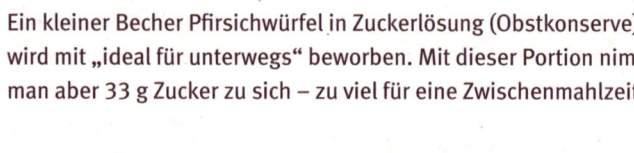

100 g = 16–18 g Zucker

Frisches Obst!

Äpfel und Bananen sind die am meisten verzehrten Obstsorten in Deutschland und rund ums Jahr verfügbar. Sie eignen sich bestens zum Mitnehmen – dabei müssen sie nicht einmal verpackt werden. Dazu gibt es ein großes Angebot von Beeren- und Steinobst in der Saison. In einer praktischen Dose verpackt, eignen auch diese sich gut für unterwegs und der Verpackungsmüll wird eingespart.

Klassiker, die unterwegs gut schmecken und sättigen: Äpfel und Bananen.

1 kleiner Apfel wiegt etwa 100 Gramm, eine kleine Banane wiegt ebenfalls etwa 100 Gramm.

Bananen

Bananen sind zwar ein relativ zuckerreiches Obst, liefern aber im Vergleich zu anderen Früchten mehr Kohlenhydrate und sättigen daher lange. Sie enthalten viele Ballaststoffe und eine ausgewogene Mischung von Vitaminen und Mineralstoffen, vor allem Kalium und Magnesium. Selbst das richtige Eiweiß steckt in den gelben Powerpaketen: nämlich die acht lebenswichtigen Aminosäuren, die unser Körper nicht selbst herstellen kann. Das Beispiel der Banane macht deutlich, wieso es besser ist, Zucker aus Obst anstelle aus Süßigkeiten aufzunehmen.

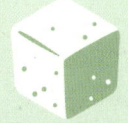

Apfel
100 g = ca. 10 g Zucker
35 % weniger Zucker

Bananen
100 g = ca. 17 g Zucker
0 % weniger Zucker

Trinkfertiger Kakao?

Fertiger Kakao gehört zu den Milchmischgetränken und wird aus Vollmilch oder fettarmer Milch hergestellt. Beliebt sind diese Getränke auch mit Vanille-, Erdbeer- oder Bananengeschmack.

Als Zutaten sind außer Milch, Zucker, Kakao, Fruchtkonzentraten und Aromen auch Vitaminzugaben und Mineralstoffe erlaubt. Es gibt die Mischgetränke in 1-Liter-Packungen und als 200-ml-Tetrapak mit Strohhalm oder auch in Glasflaschen zum Mitnehmen. Die Aufmachung der Trinktütchen ist meist auf Kinder zugeschnitten.

Achtung, Zucker!

Milchdrinks enthalten etwa 10 g Zucker pro 100 ml und sind damit zuckerärmer als aus Instantpulver zubereitete Getränke, die auf etwa 12,5 g Zucker pro 100 ml kommen (siehe Seite 64).

Pro Packung enthalten die 200-ml-Milchdrinks für Kinder aber immerhin etwa 20 g Zucker!

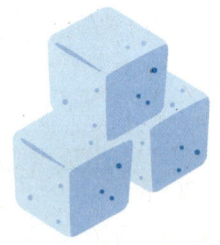

100 ml = 8–10 g Zucker

Mit Milch mischen!

Mischen Sie die Kakaogetränke mit der gleichen Menge kalter
Milch – sie schmecken immer noch süß!

Natürlicher Zuckergehalt von Milchprodukten

Fast alle Milchprodukte enthalten von Natur aus Milchzucker
(Laktose). Daher ist ohne Zusatz weiterer süßender Zutaten fast
immer eine gewisse Grundmenge Zucker vorhanden: 4,7 g pro
100 ml Milch und 3,2 g pro 100 mg Joghurt. Er ist ernährungsphysiologisch allerdings anders zu bewerten als Kristallzucker: Seine
Spaltung und Aufnahme im Darm verläuft sehr langsam. Dadurch
wirkt Laktose länger sättigend als Kristallzucker.
Etwa ein Siebtel der Menschen in Deutschland können Laktose
aber nicht verdauen. Wer an Laktoseintoleranz leidet, kann nach
dem Verzehr von Milch und Milchprodukten, auch in verarbeiteten
Lebensmitteln, vielfältige Magen-Darm-Beschwerden bekommen.
Die individuelle Toleranzschwelle ist jedoch sehr unterschiedlich
und die wenigsten müssen vollständig auf laktosehaltige Lebensmittel verzichten. Die Industrie bietet inzwischen eine große Palette
laktosefreier Lebensmittel an. Auch laktosefreie Milch enthält die
gleiche Menge Zucker. Lediglich wird der Zweifachzucker Laktose in
die Einfachzucker Glukose und Galaktose aufgespalten.

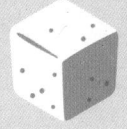

100 ml = 6–7 g Zucker
30 % weniger Zucker

Milchmixgetränke mit Früchten?

Leichte Milchprodukte wie Molke oder Buttermilch kombiniert mit Früchten – das sollte eine gesunde und vitaminhaltige Zwischenmahlzeit ergeben. Doch die Zusammensetzung der im Handel erhältlichen Getränke ist nicht immer ideal.

Achtung, Zucker!

Molke-Saft-Getränke bestehen meist aus Süßmolke (etwa 75 Prozent), Fruchtsaft, teilweise Zucker (auch als Fruktosesirup) und Süßstoffen. Auf der Packung wird meist der niedrige Fettgehalt von 0,1 oder 1 Prozent hervorgehoben, und manche Hersteller geben ihrem Produkt durch Begriffe wie „Fitness" ein gesundes Image. Der Zuckergehalt ist mäßig, doch Inhaltsstoffe wie Fruktose und Süßstoffe sind für eine gesunde Ernährung nicht notwendig.

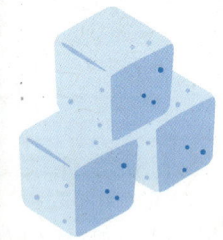

100 g = ca. 5 g Zucker

Buttermilch mit Fruchtzubereitung

Enthalten sind Buttermilch, Früchte und/oder Fruchtsaft, Zucker (in einem Produkt auch als Glukose-Fruktose-Sirup) und zum Teil Aroma. Der Fruchtanteil liegt bei zwischen 5 und 6 Prozent, er wird aber nicht immer angegeben. Einige Bioprodukte haben einen höheren Fruchtanteil, zwischen 8 und 14 Prozent. Buttermilch mit Fruchtzubereitung kommt ohne Süßstoffe aus, ist daher zuckerreicher als die Molkegetränke, punktet aber durch ihre natürlicheren Inhaltsstoffe.

100 g = 10 g Zucker

Selber machen!

Frischer und natürlicher als fertig gekaufte Milchmixgetränke mit Früchten schmecken selbst gemachte. Und es ist so einfach: Vollreife Früchte zusammen mit einem Milchprodukt nach Wahl in den Mixer geben, nach Wunsch noch mit Gewürzen wie Zimt, Vanille, Ingwer, Kardamom oder gehackten Kräutern abrunden. Zucker wird niemand vermissen. Und der Fruchtanteil ist viel höher als bei den Fertigprodukten.

Rezepte:
⋯⋗ **Fruchtige Buttermilch**
⋯⋗ **Erdbeer-Molke-Drink**

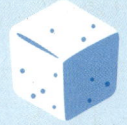

100 g = ca. 4 g Zucker
60 % weniger Zucker
(im Vergleich zu
Buttermilchgetränken)
20 % weniger Zucker
(im Vergleich zu
Molke-Saft-Getränken)

Fruchtjoghurt und Fruchtquark?

Fast unübersehbar groß ist die Vielfalt bei Fruchtjoghurt und -quark: unterschiedliche Fruchtarten, Portionsgrößen und immer wieder neue Fruchtkombinationen füllen in großen Supermärkten ein ganzes Regal. Dazu kommt die große Fraktion an kalorienreduzierten Produkten. Auch bei den Fruchtjoghurts gibt es branchen-interne Richtlinien zum Fruchtgehalt. Bei Fruchtjoghurt und Fruchtquark sind dies 6 Prozent Mindestgehalt an Frischfrucht, Produkte mit Fruchtzubereitung müssen mindestens 3,5 % davon enthalten. Wird ein Joghurt oder Quark als „energiereduziert" bezeichnet, muss der Kaloriengehalt um mindestens 30 Prozent niedriger sein als bei einem herkömmlichen Joghurt oder Quark.

Achtung, Zucker!

Bei normalen Fruchtjoghurts und -quarks ist die Spannweite des Zuckergehalts recht groß. Achten Sie also auf die Nährwertangaben und speziell auf den Zuckerzusatz.

Produkte, die mit der Verwendung von besonderen Joghurtkulturen beworben werden, sind nicht zuckerärmer als herkömmliche Fruchtjoghurts und bieten auch sonst keine Vorteile.

Auch Bioprodukte unterscheiden sich beim Zuckergehalt nicht von konventionellen Produkten. Anstelle von Zucker werden Rohrzucker, Fruchtsaftkonzentrat oder Fruchtsirup zum Süßen verwendet.

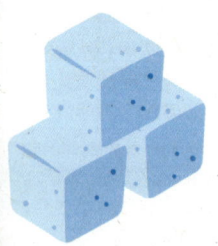

100 g = 11–18 g Zucker

Fruchtjoghurt selbst gemacht!

Wenn Sie genügend vollreife Früchte verwenden, ist eine Zugabe von Zucker nicht nötig: Mischen Sie zwei Teile Joghurt mit einem Teil pürierten oder klein geschnittenen Früchten.

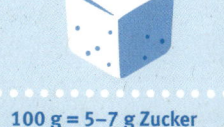

100 g = 5–7 g Zucker
70–50 % weniger Zucker

Mit Naturjoghurt mischen!

Ein Becher handelsüblicher Fruchtjoghurt gemischt mit einem Becher Naturjoghurt ergibt zwei preiswerte Portionen Fruchtjoghurt, die immer noch süß genug schmecken. Mischen Sie doch noch ein wenig klein geschnittenes Obst unter.

Vanillejoghurt schmeckt oftmals sehr süß, der Geschmack stammt meist aus Aroma und nicht aus echter Vanille. Auch dieses Produkt kann sehr gut im Verhältnis 1:1 mit Naturjoghurt gemischt werden. Noch besser schmeckt selbst gemachtes Vanillejoghurt aus Naturjoghurt, gemahlener Vanille und etwas Zucker.

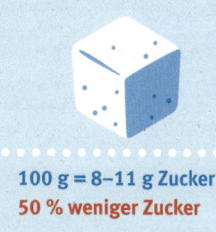

100 g = 8–11 g Zucker
50 % weniger Zucker

Milchprodukte für Kinder?

Fruchtjoghurt, Fruchtquark und Pudding mit Comicfiguren auf der Packung und Schokolinsen, Flakes oder Crunchies zum Untermischen sind optisch und geschmacklich ganz auf die Vorlieben der Kinder zugeschnitten. Dabei liegt das Hauptaugenmerk der Kinder sicherlich bei Aufmachung und Werbung, für die Eltern ist aber ein Blick auf die Zutaten wichtig.

Achtung, Zucker!

Immerhin: Im Gegensatz zu den Frühstückscerealien für Kinder enthalten die im Supermarkt begutachteten Milchprodukte nicht mehr Zucker als ähnliche für Erwachsene. Zu bedenken ist jedoch der niedrigere Kalorienbedarf von Kindern, der eigentlich zugrunde gelegt werden muss.

Ergänzt mit einem „Plus" wie Schokolinsen, Knisterzucker oder Cerealien zum Untermixen, wird aus dem Joghurt ein recht zuckerreiches Lebensmittel, welches man als Süßigkeit ansehen muss und das keine geeignete Zwischenmahlzeit für Kinder darstellt.

„Neue Rezeptur" – nicht immer eine Verbesserung

Für einen Kinder-Fruchtquark und einen Pudding fanden sich im Internet noch die Nährwerte von Vorgängerprodukten: Erstaunt stellt man beim Vergleich mit den Produkten im Kühlregal des Supermarktes fest, dass der Zuckergehalt (pro 100 g) beim Quark jetzt um 3 g höher liegt, beim Pudding sogar um 5 g. Der als „weniger süß" beworbene Fruchtquark hat heute mehr Zucker als der frühere „normale".

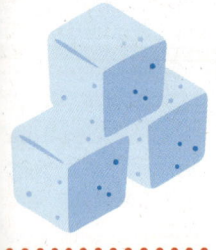

Joghurt
100 g = 11–18 g Zucker

Pudding
100 g = ca. 14 g Zucker

Kindgerechte Süßspeisen!

Kindern macht es viel Spaß, ihren Joghurt selbst zu mischen. Bieten Sie immer mal wieder etwas anderes an.

150 g fettarmer Joghurt können etwa wahlweise gemischt werden mit:

- ½ Banane
- 100 g Beeren
- 10 g selbst gemachtem Knuspermüsli (Seite 134)
- 1 EL Apfelmus ohne Zuckerzusatz
- 1 TL Schokospänen

> **Tipp**
> Die Zuckerreduktion bei den selbst angerührten Joghurtdesserts ist im Vergleich zu den Fertigprodukten nicht groß. Bedenken Sie aber, dass gerade bei den eher zuckerreichen selbst gemischten Desserts der Zucker ausschließlich aus dem Obst und aus dem Joghurt stammt. Und Obst enthält viele Vitamine und Ballaststoffe, liefert mehr Volumen und trägt so zur Sättigung bei. Kinder lernen beim Anrühren außerdem ganz nebenbei, dass man nicht alles fertig im Supermarkt kaufen muss.

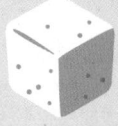

100 g = 7–14 g Zucker
55–7 % weniger Zucker

Pudding?

Auch hier lockt eine große Vielfalt: Pudding mit Schoko- und Vanillegeschmack, mit Luft aufgeschlagene Puddings, Puddings mit Fruchtsaucen, mit oder ohne Sahne ... Der Zuckergehalt ist meist ähnlich hoch.

Achtung, Zucker!

Zur besseren Vergleichbarkeit haben wir hier nur die Vanillepuddings unter die Lupe genommen. Der Zuckergehalt ist aber auch bei anderen Geschmacksrichtungen relativ ähnlich. Unterschiede im Nährwert ergeben sich vor allem durch den Fettgehalt. Das gilt auch für Puddings mit Sahnehaube: Ihr Zuckergehalt ist nur geringfügig höher, dafür macht sich der Fettgehalt der Sahne in 10 bis 30 kcal mehr (bei 100 g) bemerkbar.

Die Nährwertangaben auf den Verpackungen beziehen sich bei einigen Produkten auf 100 g. Die Becher fassen aber üblicherweise 125 g oder 150 g. Es gibt auch Produkte, bei denen die Nährwerte für den ganzen Becher angegeben werden, dies wäre in allen Fällen wünschenswert!

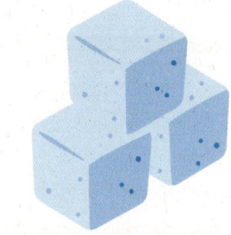

Vanillepudding
100 g = ca. 13 g Zucker

Vanillepudding mit Sahne
100 g = ca. 15 g Zucker

Vanillepudding aus Puddingpulver!

Puddingpulver aus der Tüte hat den Vorteil, dass Sie die Zucker-menge selbst dosieren können. Vom Hersteller vorgesehen sind 2 Esslöffel, damit sparen Sie immerhin gegenüber fertig gekauftem Pudding schon etwas Zucker ein. Wer sich bereits an einen etwas weniger süßen Geschmack gewöhnt hat, kann diese Zuckermenge auch noch ein wenig reduzieren.

Mit etwas Schlagsahne (15 g) hat der Pudding etwa 45 Kalorien mehr. Eine leichtere Alternative zur Sahne ist eine Sauce aus pü-rierten Beeren.

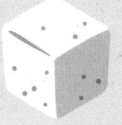

100 g = 11 g Zucker
15 % weniger Zucker

Milchreis?

Milchreis – das ist ein einfaches und schnelles Gericht der Alltagsküche aus den Hauptzutaten Milch, Reis und wenig Zucker. Aus dieser Grundidee haben die Lebensmittelhersteller ein großes Sortiment an Fertigdesserts kreiert: Neben sogenanntem klassischen Milchreis gibt es beispielsweise Desserts mit Zimt-, Schoko-, Karamell- oder Fruchtzubereitung.

Scheinbare Vielfalt statt Substanz: Enthält der selbst gemachte Milchreis etwa 25 Prozent Reis, sind es bei den Fertigprodukten meist nur 4 bis 10 Prozent. Um die Konsistenz zu festigen, sind daher Verdickungsmittel nötig. Die meisten Produkte enthalten auch Aromen, weiterhin finden sich häufig Vollei oder Salz in der Zutatenliste.

Achtung, Zucker!

Der „klassische" Milchreis enthält mit etwa 10 g am wenigsten Zucker. Ist das Fertigprodukt noch um Beigaben wie Frucht- oder Karamellsaucen ergänzt, steigt der Zuckergehalt an.

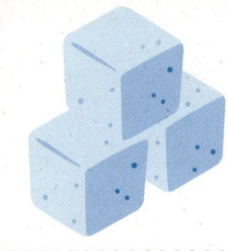

**Milchreis klassisch
100 g = 10 g Zucker**

**Milchreis mit Fruchtsauce o. Ä.
100 g = 12–15 g Zucker**

Milchreis selbst gemacht!

Selbst gekochter Milchreis ist im Gegensatz zum Fertigprodukt kein schneller Snack. Dafür enthält er aber weder überflüssigen Zucker noch künstliche Aromen oder gar Süßstoffe. Der Milchreis kann ganz ohne Zucker gekocht werden, für Geschmack sorgen Gewürze und Zitronenschale. Eine dezente Süße steuert dann etwas Zucker bei, den man auf den fertigen Milchreis streut. Der Zucker schmilzt, dabei entsteht ein köstliches Karamellaroma – man benötigt gar keine große Menge!

···⟩ **Rezept: Klassischer Milchreis**

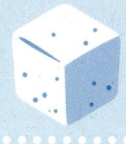

100 g = 8 g Zucker
20 % weniger Zucker

Vanillecreme?

Vanillecremes ohne Kochen finden sich im Supermarktregal meist unter der Bezeichnung „Cremedessert" oder unter Fantasienamen.

Die Produkte aus Trockenpulver kann man mit kalter Milch anrühren oder auch in einer Tasse in der Mikrowelle erhitzen. Sie sind also auf den schnellen Genuss abgestimmt, im Gegensatz zum Vanillepudding aus Puddingpulver entfällt das Kochen.

Achtung, Zucker!

Der Zuckergehalt der schnellen Cremes ist bei allen Produkten recht ähnlich und entspricht etwa dem von fertigem Vanillepudding aus dem Kühlregal.

> **! Tipp**
> Die Produkte enthalten modifizierte Stärke, gehärtetes Fett, Zucker oder Süßstoffe und Aroma – von natürlichen Inhaltsstoffen keine Spur. Es ist sicher Geschmackssache – aber die kalt angerührten Cremes haben selbst im Vergleich zu anderen Halbfertigprodukten wie Pudding aus Pulver einen sehr künstlichen Geschmack. Probieren Sie stattdessen doch mal ein schnelles selbst gemachtes Dessertrezept aus (ab Seite 159).

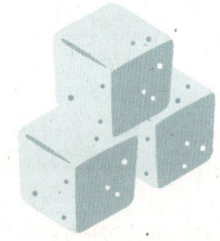

100 g = 10–15 g Zucker

Vanillecreme!

Geschmack pur durch echte Vanille

Es muss nicht immer gekochter Vanillepudding sein (siehe Seite 101). Probieren Sie doch mal etwas Neues, zum Beispiel eine kalt gerührte, vegane Vanillecreme mit natürlichem Vanillemark.

···⟩ **Rezept: Vanillecreme mit Seidentofu**

> **! Tipp**
> Vanillezucker können Sie ganz leicht selbst herstellen: Das Mark einer Vanilleschote auskratzen und zusammen mit der Schote in einen Behälter mit Zucker geben. Das Aroma geht nach und nach auf den Zucker über, sodass Sie Vanillezucker erhalten.

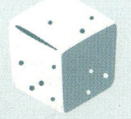

Vanillecreme mit Seidentofu
100 g = 8 g Zucker
45 % weniger Zucker (als ein Fertigprodukt Vanillecreme ohne Kochen)

Rote Grütze?

Lecker fruchtig und kräftig rot sieht sie aus, die Rote Grütze aus dem Glas oder aus dem Kühlregal. Traditionell verwendet man rote und schwarze Johannisbeeren, Himbeeren, Kirschen und Brombeeren, die mit einem Binde- oder Verdickungsmittel als Rote Grütze zubereitet werden. Ganze Früchte machen aber nur 50 Prozent der Fertigdesserts aus. Den Rest bilden Fruchtsaft und Zucker.

Achtung, Zucker!

Die Fertigprodukte ähneln sich von ihren Inhaltsstoffen sehr. Nach dem Fruchtanteil folgt auf der Zutatenliste Wasser und ein – im Vergleich mit anderen Fertigdesserts – recht hoher Zuckergehalt. Der stammt natürlich zum Teil aus den Früchten – die Hersteller machen keine Angaben zum Anteil des zugesetzten Zuckers. Bei einer Becherportion von 160 g kommt man auf eine stattliche Zuckerzufuhr von 30 g.

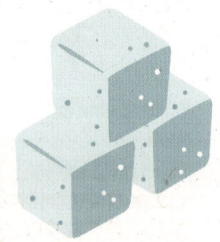

100 g = ca. 20 g Zucker

Mit Früchten oder Milchprodukten mischen!

Da das Fertigprodukt reichlich Zucker enthält, kann es durch Kombination mit Milchprodukten ohne zugefügten Zucker – zum Beispiel Naturjoghurt oder cremigem Magerquark – zu einem sehr schnellen und immer noch süßen Dessert abgewandelt werden. Die Zugabe von einigen frischen Beeren verbessert den Geschmack und sorgt für mehr Vitamine.

Rezepte:
····⟩ **Schnelle Beerencreme**
····⟩ **Rote Grütze**

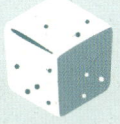

Rote Grütze mit der gleichen Menge Joghurt oder Quark gemischt 100 g = 10 g Zucker 50 % weniger Zucker (als ein Fertigprodukt Rote Grütze)

Müsliriegel?

Die Abbildung von Getreide, Früchten und Nüssen auf der Packung vermittelt das Bild von einem gesunden Snack. Doch in der Regel enthalten diese Riegel mehr Zucker als Getreide – oft beim ersten Blick auf die Zutatenliste nicht zu erkennen, da meist eine Vielzahl von Zuckerarten beigegeben ist.

Fettreiche Zutaten wie pflanzliche Fette oder Schokolade sorgen zusätzlich für einen hohen Kaloriengehalt. Müsliriegel mögen das Gewissen beruhigen, schädlich für die Zähne sind sie allemal. Und von ihrer Zusammensetzung her eindeutig eine Süßigkeit.

Achtung, Zucker!

Wie so oft sollte man Werbeaussagen durch einen Blick auf die Zutatenliste hinterfragen. Ein Riegel ist „mit Bienenhonig verfeinert". Das ist korrekt – Honig findet sich in der Zutatenliste. Allerdings erst auf dem vorletzten Platz der insgesamt neun süßenden Zutaten, die zum Zuckergehalt des Riegels beitragen. Das sind unter anderem Zucker, Glukose-Fruktose-Sirup, Karamellsirup und Zucker.

Bio-Müsliriegel sind nicht zuckerärmer, enthalten aber meist mehr wertgebende Zutaten wie Vollkorngetreide oder Nüsse.

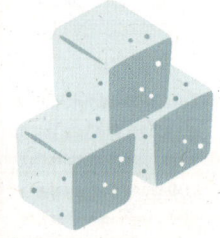

100 g = 25–40 g Zucker

Trockenfrüchte-Nuss-Mix!

Dieser Snack ist nicht in jedem Fall zuckerärmer als ein Müsliriegel, bietet aber mehr wertvolle Inhaltsstoffe (siehe Seite 89).

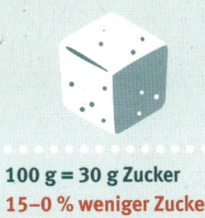

100 g = 30 g Zucker
15–0 % weniger Zucker

Selbst gemachte Müsliriegel

Müsliriegel selbst herzustellen ist gar nicht so aufwendig. Die Riegel bleiben luftdicht verpackt ein bis zwei Wochen frisch, so dass Sie eine größere Menge auf Vorrat zubereiten können. Sie lassen sich auch gut einfrieren und dann portionsweise entnehmen.

⋯⟩ **Rezept: Fruchtiger Müsliriegel mit Nüssen und Getreide, Mandel-Aprikosen-Bällchen, Ananas-Kokos-Riegel, Walnussbällchen Black Forrest**

Gute Vergleichsmöglichkeiten?

Ein Müsliriegel-Hersteller druckt auf der Vorderseite der Packung des normalen und des zuckerreduzierten Riegels den Brennwert pro Riegel ab. Kann der Verbraucher beide Packungen nebeneinanderhalten und die Kalorien rasch vergleichen? Leider nicht: Der zuckerreduzierte Riegel wiegt 5 g weniger. Hier ist ein Blick auf die Nährwertangaben pro 100 g informativer. Vergleichen Sie auch die Preise; in unserem Fall war der zuckerreduzierte Riegel 20 % teurer!

Bonbons?

Bei diesen Süßigkeiten ist der Hauptinhaltsstoff ganz klar: Zucker! Kein Problem, wenn man sie maßvoll genießt und auf die Zahnpflege achtet.

Denn Zitronensäure greift den Zahnschmelz an. Warten Sie deshalb etwa eine halbe Stunde mit dem Zähneputzen, wenn Sie Süßigkeiten mit Zitronensäure gegessen haben.

Achtung, Zucker!

Frucht- und Kräuterbonbons bestehen aus Zucker pur und Aromen. Karamellbonbons enthalten etwas weniger Zucker, sind dafür wegen des Fettanteils aber noch kalorienreicher. Viele Bonbons werden in recht kleinen Beuteln von 75 g angeboten, üblich sind auch 140 bzw. 145 g. 75-Gramm-Beutel enthalten etwa 70 g Zucker und 300 kcal!

Bioprodukte sind nicht zuckerärmer, enthalten aber keine Aromen und nur natürliche Farbstoffe.

Zuckerfrei?

„Zuckerfrei" heißt: 0,5 Prozent Zuckeranteil sind gesetzlich trotzdem erlaubt. Viele der „zuckerfreien" Bonbons enthalten statt Zucker überwiegend Zuckeraustauschstoffe. In größeren Mengen können diese zu Durchfall oder Blähungen führen, bei Kindern reichen dafür schon 2 bis 3 Bonbons. Aus diesem Grund müssen Produkte, die mehr als 10 Prozent Zuckeraustauschstoffe enthalten, mit dem Hinweis „kann bei übermäßigem Verzehr abführend wirken" gekennzeichnet sein.

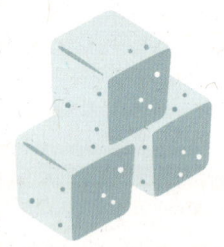

100 g = 85–95 g Zucker

Zuckerfreie Bonbons!

Meist sind sie mit jeweils ein bis zwei Zuckeraustauschstoffen und Süßstoffen gesüßt. Sie sind übrigens nicht kalorienfrei, sondern enthalten mit rund 10 kcal pro Stück etwa die Hälfte des Brennwerts von Bonbons mit Zucker.

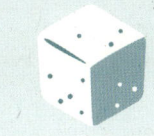

100 g = 0–0,5 g Zucker
100–99 % weniger Zucker

Lakritze!

Lakritze – wer diese Süßigkeit mag, die ihren eigenwilligen Geschmack Süßholztrockendicksaft und Salmiaksalz verdankt, kann sie als Alternative zu zuckerhaltigen Bonbons naschen, in Maßen versteht sich.

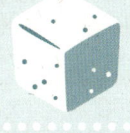

Lakritze = ca. 55 g Zucker
35 % weniger Zucker

Schokolade und Schokoriegel?

Klar ist: Diese Süßigkeiten enthalten viel Zucker und Fett und sind damit kalorienreich. Beim Zuckergehalt gibt es aber trotzdem große Unterschiede.

Die Sorten Vollmilch und Zartbitter unterscheiden sich in ihrem Kakaoanteil beträchtlich: Milchschokolade muss mindestens 25 Prozent, Vollmilchschokolade 35 Prozent, Halb- oder Zartbitterschokolade mindestens 50 Prozent Gesamtkakaoanteil enthalten. Die Kalorien und der Zuckergehalt: Sie liegen zwischen 510 und 570 kcal bzw. zwischen 45 und 50 Prozent Zucker. Auch der Zuckergehalt von Schokoküssen und manchen Schokoriegeln liegt in diesem Bereich.

Achtung, Zucker!

Manche Schokoriegel bringen deutlich mehr als 50 Prozent Zucker mit: Vor allem Riegel mit einer Creme- oder Karamellfüllung sind sehr zuckerhaltig.

Sekundäre Pflanzenstoffe im Kakao

Kakao enthält sogenannte Flavanole. Diese sekundären Pflanzenstoffe machen die Blutgefäße elastischer und wirken blutdrucksenkend. Je höher der Kakaoanteil der Schokolade, desto mehr Flavanole sind enthalten. Um eine Wirkung zu erzielen, müsste täglich eine Tafel dunkle, flavanolreiche Schokolade gegessen werden. Und das ist mit Sicherheit nicht empfehlenswert, da neben Flavanolen etwa 500 Kalorien zusätzlich aufgenommen werden. Das ist ein Viertel der empfohlenen Tagesenergiezufuhr bei Erwachsenen.

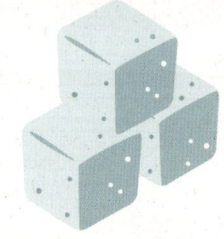

Vollmilch- und Zartbitterschokolade
100 g = 45–50 g Zucker

Schokoriegel
100 g = 60–65 g Zucker

Schokolade mit hohem Kakaoanteil!

Je höher der Kakaoanteil, desto geringer der Zuckergehalt. Wussten Sie, dass Schokolade mit 85 Prozent Kakaoanteil nur 15 g Zucker enthält? Mit etwa 550 Kalorien pro 100 g ist sie in etwa so kalorienreich wie Milchschokolade, aber intensiver im Geschmack.

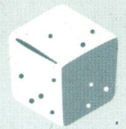

> **! Tipp**
>
> Eine Variante sind schokolierte Früchte: Einfach Fruchtstücke auf Zahnstocher spießen und in geschmolzene Schokolade tunken. Aber Achtung, weil's so lecker schmeckt und das enthaltene Obst das Gewissen beruhigt, wird davon manchmal zu viel genascht ...

**Schokolade mit
90 % Kakao**
100 g = 7 g Zucker
85 % weniger Zucker

mit 85 % Kakao
100 g = 15 g Zucker
70 % weniger Zucker

mit 60 % Kakao
100 g = 38 g Zucker
25 % weniger Zucker

Kakao-Nibs!

Die kleinen Stückchen zum Knabbern bestehen aus geschälten, gebrochenen Kakaobohnen. Sie schmecken intensiv nach Kakao, aber nicht bitter. Es fehlt allerdings der Schmelz, der Schokolade so verführerisch macht. Kakao-Nibs machen sich auch sehr gut in Keksen oder Müsliriegeln und sorgen für knackigen Biss. Sie sind in Bio-Läden und Reformhäusern erhältlich.

···⟩ **Rezept: Schoko-Crossies**

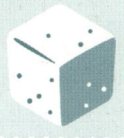

100 g = 1,5 g Zucker
97 % weniger Zucker

Speiseeis?

Im Sommer oder Winter – wir lieben Eiscreme und die Industrie liefert jederzeit zur Saison passende Sorten. Hier haben wir die nach wie vor beliebteste Sorte, das Vanilleeis, etwas genauer unter die Lupe genommen.

Achtung, Zucker!

Der Zuckergehalt war bei allen betrachteten Produkten recht ähnlich. Achten Sie bei der Auswahl daher auf Qualitätsmerkmale wie das verwendete Fett und die Vanille (siehe unten). Ein „natürliches" Produkt darf man bei industriell hergestelltem Eis nicht erwarten, das ist z. B. drin: Entrahmte Milch, Glukosesirup, Wasser, Glukose-Fruktose-Sirup, Kokosfett, Zucker, Molkenerzeugnis, Emulgator (Mono- und Diglyceride von Speisefettsäuren), vermahlene Vanilleschoten, Stabilisatoren (Carrageen, Johannisbrotkernmehl), Aroma, Farbstoff (Carotine).

Vanille-Portionseis mit Schokoladenüberzug ist nicht zuckerreicher, aber um 25 bis 50 Prozent kalorienreicher als Vanilleeis pur.

Echt oder künstlich?

Steht „Mit Vanillegeschmack" auf der Packung, ist synthetisches Vanillin enthalten. Im Zutatenverzeichnis wird dies mit „Aroma" bezeichnet. „Natürliches Aroma" kann auch biosynthetisches Aroma sein, erzeugt aus natürlichen Rohstoffen, beispielsweise Reis. Echte Vanille muss also auch hier nicht enthalten sein. Steht allerdings „Natürliches Vanillearoma" in der Zutatenliste, stammt das Aroma ganz oder mindestens zu 90 Prozent aus Vanilleschoten. Hochwertiger sind „Vanilleextrakt" und „gemahlene Vanilleschoten".

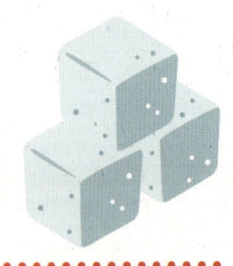

100 g = ca. 25 g Zucker

Bio-Vanilleeis!

Hersteller von hochwertigem Bio-Vanilleeis verwenden als Zutaten nur Milch, Sahne, Eigelb, Rohrzucker oder Sirup, echte Vanille und als Stabilisator meist Johannisbrotkernmehl. Achten Sie aber auch hier auf die Zutatenliste, da auch der Einsatz von Eigelbpulver oder Glucosesirup erlaubt sind, die man vielleicht nicht in einem Bioprodukt erwartet. Der Zuckergehalt ist im Durchschnitt aber niedriger als bei konventionellen Produkten.

···⫶ **Rezept: Vanilleeis**

Was sagt der Name aus?

Bei der industriellen Herstellung von Speiseeis wird zunehmend Pflanzenfett wie Kokos- oder Palmfett verwendet. Diese billigeren, aber ernährungsphysiologisch weniger wertvollen Fette ersetzen die Milchfette. Zudem trägt der Anbau der Ölpalme in den Tropen stark zur Regenwaldabholzung bei. Nur wenn Milchfett verwendet wird, darf ein Eis Bezeichnungen wie „Cremeeis, Milcheis, Eiscreme, Sahneeiscreme" tragen. Steht nur „Eis", also beispielsweise „Vanilleeis", auf der Packung, ist Pflanzenfett erlaubt. Schauen Sie genau hin, bevor Sie ein minderwertiges Produkt zu teuer bezahlen.

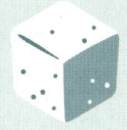

100 g = ca. 15–20 g Zucker
20–40 % weniger Zucker

Ketchup?

Rund einen Liter Ketchup verzehrt der Bundesbürger durchschnittlich pro Jahr. Vor allem in der Grillsaison oder zu Pommes darf Ketchup nicht fehlen. Ketchup besteht zu etwa 70 Prozent aus Tomaten in Form von Tomatenmark. Die anderen Bestandteile sind Zucker, Essig, Gewürze, Salz, aber auch Stärke, Verdickungsmittel, Aromastoffe, Geschmacksverstärker oder Konservierungsstoffe.

Achtung, Zucker!

Zum Ketchup gehört nun mal Süße – ein Teil davon steckt schon in den Tomaten. Wenn Sie nur selten oder sparsam zur Ketchupflasche greifen, ist der Zuckergehalt zu vernachlässigen – ein Esslöffel Ketchup enthält etwa 2 Gramm Zucker.

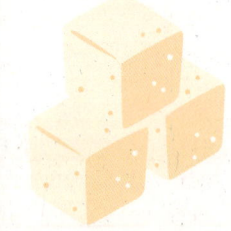

100 ml = 16–22 g Zucker

Bioprodukte!

Bioprodukte werden meist mit Rohrzucker gesüßt, enthalten keine Aromen und Geschmacksverstärker und sind im Schnitt zucker-ärmer.

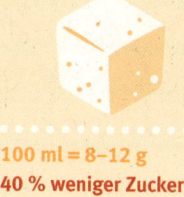

100 ml = 8–12 g
40 % weniger Zucker

Selber kochen!

Die eigene Herstellung von Ketchup ist zugegebenermaßen relativ aufwendig. Es lohnt sich aber, wenn Sie gleich eine größere Menge für den Vorrat zubereiten. Außerdem liefern hier die Tomaten den größten Teil des Zuckergehalts!

···⟩ **Rezept: Tomatenketchup**

! Tipp

Es lohnt sich, die Angaben auf den Produktverpackungen miteinander zu vergleichen: Manche Ketchups kommen mit einer geringeren Zucker-menge aus – sie sind nicht eigens als zuckerarm deklariert und weisen doch erfreulich geringe Zuckerwerte auf.

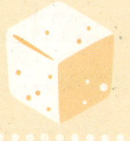

100 g = 10 g Zucker
50 % weniger Zucker

Fertigsaucen in Flaschen?

Zur Grill- und Fonduesaison lockt eine große Auswahl an Saucen in unterschiedlichen Farben und Geschmacksrichtungen. Auch fertige Salatdressings, die einfach über den Salat gegeben werden können, gibt es.

Achtung, Zucker!

Der Zuckergehalt bei den Grillsaucen unterscheidet sich von Produkt zu Produkt stark – man kann auch nicht davon ausgehen, dass Saucen mit süßlicher Geschmacksnote generell mehr Zucker enthalten als pikante. Daher empfiehlt sich ein Blick auf die Zutatenliste, damit nicht aus Versehen eine Sauce im Einkaufswagen landet, die zu einem Drittel aus Zucker besteht.

In selbst gemachten Joghurtdressings ist Zucker verzichtbar oder kann in kleinen Mengen zur Geschmacksabrundung eingesetzt werden – in fertigen Dressings ist immer Zucker vorhanden. Gerade die fettreduzierten Dressings, die den Einsatz von fettarmem Joghurt oder Magermilchjoghurt werblich herausstellen, enthalten höhere Zuckermengen. Mit solch einer Fertigsauce kann aus einem vermeintlich energieärmeren Salat ein kalorienreicher werden.

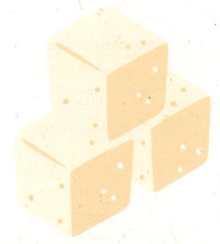

Grillsaucen
100 g = 10–35 g Zucker

Salatdressings
100 g = 4–8 g Zucker

Selber machen!

Grillsaucen selber zubereiten mag etwas aufwendig sein – es lohnt sich aber, wenn Sie eine größere Menge auf Vorrat herstellen. Und preiswerter ist es allemal, nur eine oder zwei wirklich leckere selbst gemachte Saucen zum Grillen anzubieten, als eine größere Auswahl von Fertigsaucen, deren Reste erfahrungsgemäß fast nie aufgebraucht werden.

Rezepte:

····> **Ajvar**
····> **Schnelle Joghurtsauce**
····> **süßsaures Paprika-Relish**

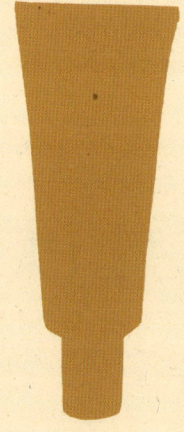

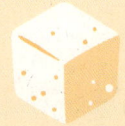

Tomatenketchup
selbstgemacht
100 g = 10 g Zucker
50 % weniger Zucker
Joghurtsauce
selbstgemacht
100 g = 5 g Zucker
75–50 % weniger Zucker

Feinkostsalate?

Bei der Überprüfung der Zuckermengen in pikanten Fertigprodukten fielen vor allem Feinkostsalate auf. Sie gehören nicht zu den Leichtgewichten im Kühlregal – und haben häufig eine unnötig hohe Zuckermenge.

Achtung, Zucker!

Der Zucker bei den Geflügelsalaten mag zum Teil aus dem Obst stammen – laut Zutatenliste wurde aber auch Zucker zugefügt. Wie viel, wird nicht ausgewiesen. Auch bei fett- und kalorienreduzierten Salaten ist der Zuckergehalt nicht geringer als bei den „normalen".

Besonders negativ überraschen allerdings die Krautsalate. Hier erwartet man doch ein gesundes Produkt, zumal sie deutlich kalorienärmer sind als Salate mit Mayonnaise- oder Sahnesauce. Die eigentlichen Salatzutaten enthalten keinen Zucker, es muss also die gesamte Menge zugefügt worden sein.

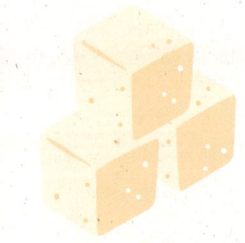

Geflügelsalat
100 g = ca. 7 g Zucker

Weißkrautsalate
100 g = ca. 13 g Zucker

Selber machen!

Um die hohen Zuckermengen – und bei Feinkostsalaten mit Geflü-
gel, Fleisch oder Ei auch die meist hohen Fettmengen – zu vermeiden, ist selber machen die beste Alternative. Weniger aufwendig ist
es, wenn Sie für Geflügelsalate übrig gebliebenes Brathähnchen-
fleisch verwenden. Das Hobeln von Weißkraut oder Möhren geht
mit einem Gemüsehobel oder dem Raspeleinsatz der Küchenma-
schine schnell von der Hand.

Rezepte:
⋯⟩ **Schneller Geflügelsalat**
⋯⟩ **Sauerkrautsalat**
⋯⟩ **Fruchtiger Rohkostsalat**

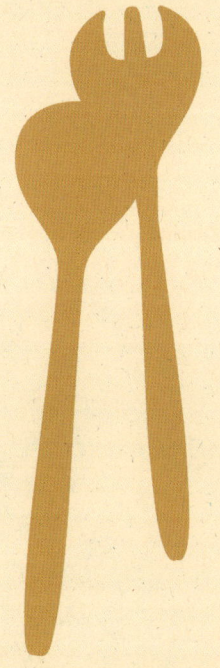

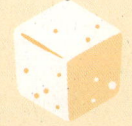

100 g = 3 g Zucker
60 % weniger Zucker
(als ein Fertigprodukt
Geflügelsalat)
100 g = 4 g Zucker
65 % weniger Zucker
(als ein Fertigprodukt
Weißkrautsalat)

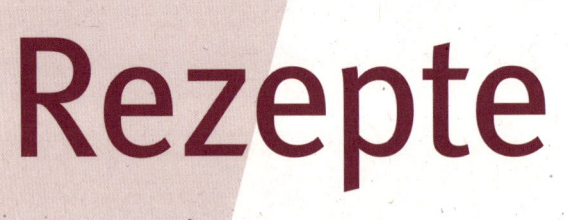

Rezepte

Getränke

Rote Saft-Tee-Schorle

Für 2 Portionen
à 200 ml

300 ml	Früchtetee
100 ml	Fruchtsaft von roten Früchten
	evtl. Eiswürfel

1. Den Tee nach Packungsanleitung zubereiten. Abkühlen lassen.
2. Den Tee mit dem Fruchtsaft mischen und kühl stellen. Auf die Gläser verteilen und nach Wunsch mit Eiswürfeln servieren.

Pro Portion:*
Energie 30 kcal   Eiweiß 0 g   Fett 0 g   KH 7 g   Ballast 0 g

100 ml = 4–6 g Zucker*
60–40 % weniger Zucker
(als Fruchtnektare und
Fruchtsaftgetränke)

Honigbusch-Zitronen-Eistee

Für 2 Portionen
à 250 ml

500 ml	Honigbuschtee (nach Packungs- anleitung zubereitet)
	Saft von 1 Zitrone
1 TL	Honig oder Fruchtdicksaft
	(zum Beispiel Birnendicksaft)
	nach Wunsch Eiswürfel,
	Zitronenspalten, Melissenzweige

1. Den gut gekühlten Tee mit dem Zitronensaft und dem Honig oder Dicksaft gründlich verrühren.
2. Auf Gläser verteilen und nach Wunsch mit Eiswürfeln, Zitronenspalten und Melisse dekoriert servieren.

Pro Portion:
Energie 25 kcal   Eiweiß 0 g   Fett 0 g   KH 5 g   Ballast 0 g

100 ml = 2 g Zucker
25 % weniger Zucker
(als ein Fertigprodukt)

* Alle Nährwertangaben sind auf ganze Zahlen gerundet.

Beeren-Bananen-Smoothie

150 g	frische Himbeeren oder andere Beeren nach Saison
2	Orangen
1	kleine Banane (100 g)
	etwas Zitronensaft

Für 2 Portionen
à ca. 250 ml

1. Die Beeren putzen. Die Orangen auspressen (ergibt etwa 250 ml Saft). Die Banane schälen, klein schneiden und mit Zitronensaft beträufeln. 2 schöne Beeren und 2 Bananenscheiben beiseitelegen.
2. Das Obst zusammen mit dem Orangensaft in einem Mixer pürieren. Den Smoothie auf die Gläser verteilen, falls nötig mit Mineralwasser auffüllen. Die Beeren und die Bananenscheiben auf Cocktailspieße stecken. Auf die Gläser legen und servieren.

Pro Portion:
Energie 100 kcal   Eiweiß 2 g   Fett 0 g   KH 21 g   Ballast 5 g

100 ml = 9 g Zucker
10–40 % weniger Zucker
(als ein Fertigprodukt
aus dem Kühlregal)

Grüner Mango-Bananen-Smoothie

Für 2 Portionen
à 200 ml

30 g	reife Banane
120 g	Mangofruchtfleisch
70 g	Gurke
30 g	grüner Salat
2	getr. Datttel
	einige Minzblätter
	ca. 100 ml kaltes Wasser
	evtl. etwas Zitronensaft
	evtl. Minzblätter

1. Banane, Mango und Gurke in Stücke schneiden. Die Salatblätter in Stücke zupfen. Die Dattel klein schneiden.
2. Die vorbereiteten Zutaten zusammen mit den Minzblättern und dem kalten Wasser in einen Mixer geben, dabei die harten Zutaten zuerst einfüllen. Den Mixer auf kleinster Stufe starten, dann alles auf höchster Stufe cremig pürieren. Eventuell mit etwas Zitronensaft abschmecken und nach Wunsch noch weiter mit Wasser verdünnen.
3. Den Smoothie auf die Gläser verteilen und nach Wunsch mit Minzblättern dekoriert servieren.

Pro Portion:
Energie 70 kcal   Eiweiß 1 g   Fett 0 g   KH 15 g   Ballast 2 g

! Tipp
Die grünen Blätter enthalten viele wertvolle Stoffe und grüne Smoothies enthalten noch weniger Zucker als Obstsmoothies.

100 ml = 6 g Zucker
30–55 % weniger Zucker
(als ein Fertigprodukt
aus dem Kühlregal)

Grüner Melonen-Birnen-Smoothie

**Für 2 Portionen
à 200 ml**

60 g	Honigmelone
70 g	sehr reife Birne
50 g	süßlicher Apfel
50 g	Gurke
½	kleine Avocado (ca. 60 g)
ca. 10	Basilikumblätter
ca. 1 EL	Zitronensaft
ca. 100 ml	kaltes Wasser
	evtl. Basilikumblätter zum Garnieren

1. Obst und Gemüse in Stücke schneiden.
2. Die vorbereiteten Zutaten zusammen mit den Basilikumblättern, dem Zitronensaft und dem kalten Wasser in einen Mixer geben, dabei die härtesten Zutaten zuerst einfüllen. Den Mixer auf kleinster Stufe starten, dann alles auf höchster Stufe cremig pürieren. Eventuell mit etwas Zitronensaft abschmecken und nach Wunsch noch weiter mit Wasser verdünnen.
3. Den Smoothie auf die Gläser verteilen und mit Basilikumblättern dekoriert servieren.

Pro Portion:
Energie 70 kcal   Eiweiß 1 g   Fett 3 g   KH 9 g   Ballast 2 g

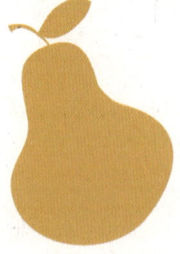

**100 ml = 7 g Zucker
30–55 % weniger Zucker
(als ein Fertigprodukt
aus dem Kühlregal)**

Grüner Ananas-Spinat-Smoothie

Für 2 Portionen
à 200 ml

50 g	reife Ananas
40 g	Gurke
1/2	Maracuja (30 g)
50 g	reife Banane
30 g	junger Spinat
1/2 EL	Zitronensaft
3	Basilikumblätter
1 Prise	gemahlene Vanille
ca. 100 ml	kaltes Wasser

1. Ananas und Gurke würfeln. Die Kerne aus der Maracuja herauskratzen, Banane in Scheiben schneiden.
2. Die vorbereiteten Zutaten zusammen mit Spinat, Basilikumblättern, etwas Vanille und dem kalten Wasser in einen Mixer geben, dabei die härtesten Zutaten zuerst einfüllen. Den Mixer auf kleinster Stufe starten, dann alles auf höchster Stufe cremig pürieren. Eventuell mit etwas Zitronensaft abschmecken und nach Wunsch noch weiter mit Wasser verdünnen.
3. Den Smoothie auf die Gläser verteilen und servieren.

Pro Portion:
Energie 50 kcal   Eiweiß 1 g   Fett 0 g   KH 10 g   Ballast 2 g

! Gemahlene Vanille, Vanillepulver

Verwenden Sie gemahlene Vanille, – von einigen Herstellern auch als Vanillepulver bezeichnet – sparen Sie sich das Auskratzen der Vanilleschoten. Achten Sie beim Kauf darauf, dass Ihr Produkt zu 100% aus gemahlenen Vanilleschoten besteht.

100 ml = 7 g Zucker
30–55 % weniger Zucker
(als ein Fertigprodukt
aus dem Kühlregal)

Fruchtige Buttermilch

Für 2 Portionen
à 200 ml

60 g	Honigmelone
150 g	frische Himbeeren
2–3	Basilikumblätter
250 g	Buttermilch

1. Die Himbeeren im Mixer oder mit einem Pürierstab pürieren. Das Basilikum in sehr feine Streifen schneiden und zusammen mit der Buttermilch unterrühren.

Pro Portion:
Energie 90 kcal Eiweiß 6 g Fett 1 g KH 12 g Ballast 4 g

100 g = ca. 5 g Zucker
60 % weniger Zucker
(als ein Fertigprodukt
Frucht-Buttermilch)

! Tipp
Der selbst gemachte Drink enthält mehr als ein Drittel Früchte, die gekaufte Fruchtbuttermilch nur 6 Prozent!

Erdbeer-Molke-Drink

Für 2 Portionen
à 200 ml

150 g	Erdbeeren
250 g	Süßmolke
1 Msp.	gemahlener Ingwer

1. Die Erdbeeren putzen, im Mixer oder mit einem Pürierstab pürieren und die Molke und das Ingwerpulver unterrühren.

Pro Portion:
Energie 60 kcal Eiweiß 2 g Fett 1 g KH 10 g Ballast 2 g

100 g = ca. 5 g Zucker
20 % weniger Zucker
(als ein Fertigprodukt
Molke-Drink)

Winterlicher Gewürzkaffee

Für 2 Portionen
à 125 ml

250 ml	Kaffee
2 TL	Zucker
1 Prise	gemahlene Nelken
1 Prise	gemahlener Zimt
1 Prise	gemahlener Kardamom
2 EL	geschlagene Sahne

1. Den Kaffee frisch aufbrühen und mit den Gewürzen abschmecken. Auf zwei kleine Tassen verteilen.
2. Jeweils einen Esslöffel geschlagene Sahne darauf geben.

Pro Portion:
Energie 85 kcal   Eiweiß 1 g   Fett 6 g   KH 6 g   Ballast 0 g

100 ml = 4 g Zucker
(als ein Fertigprodukt
aus Instantpulver)
65 % weniger Zucker

Eisgekühlter Latte Macchiato

Für 2 Portionen
à 225 ml

250 ml	frisch gebrühter, starker Kaffee
1 TL	Rohrzucker
200 ml	fettarme Milch (1,5 %)
	evtl. einige Eiswürfel

1. Den noch warmen Kaffee mit dem Zucker verrühren und dann die Milch dazugeben.
2. Abkühlen lassen und einige Stunden in den Kühlschrank stellen. Nach Wunsch mit Eiswürfeln in ein großes Glas geben.

Pro Portion:
Energie 60 kcal   Eiweiß 4 g   Fett 2 g   KH 7 g   Ballast 0 g

100 ml = 6 g Zucker
35 % weniger Zucker
(als ein Fertigprodukt
aus dem Kühlregal)

Frühstücks-produkte

Basis-Müslimischung

Für 700 g Müsli
(14 Portionen)

50 g	Sonnenblumenkerne (oder andere Kerne nach Wahl)
50 g	gehobelte Kokoschips
50 g	geschroteter Leinsamen
250 g	Vollkorn-Haferflocken
150 g	Vollkorn-Dinkelflocken
150 g	Vollkorn-Cornflakes

1. Kerne und Kokoschips in einer Pfanne ohne Fett leicht anrösten.
2. Alle Zutaten miteinander mischen. In einem luftdicht verschließbaren Vorratsbehälter aufbewahren.

Pro Portion (50 g):
Energie 200 kcal   Eiweiß 7 g   Fett 6 g   KH 27 g   Ballast 5 g

! Tipp
Probieren Sie auch Sesam-, Kürbis-, Pinien- oder Sojakerne für Ihr Müsli!

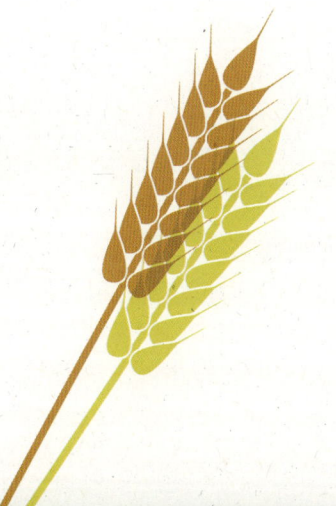

100 g = 3 g Zucker
Ca. 80 % weniger Zucker
(als ein Früchtemüsli)

Selbst gemachtes Knuspermüsli

Für 10 Portionen

2 EL	Öl
1 EL	Rohrzucker
2 EL	Reissirup oder Ahornsirup
300 g	Vollkorn-Haferflocken
25 g	Kokosraspel
25 g	Sonnenblumenkerne
100 g	gepufftes Getreide (Weizen, Amaranth oder andere)

1. Zucker, Öl und Sirup mit 100 ml Wasser in einen kleinen Topf geben. Alles aufkochen lassen, bis sich der Zucker auflöst. Mit Haferflocken, Kokosraspeln und Sonnenblumenkernen in einer Schüssel gut verrühren, dann das gepuffte Getreide unterrühren.
2. Die Mischung auf ein mit Backpapier ausgelegtes Backblech verteilen. Im Backofen bei 140 °C 1½–1¾ Stunden trocknen lassen, dabei ab und zu umrühren, damit schöne dicke Klumpen entstehen. Anschließend abkühlen lassen und in eine gut schließende Vorratsdose geben. Trocken gelagert kann die Mischung bis zu zwei Monate aufbewahrt werden.

Pro Portion:
Energie 215 kcal   Eiweiß 6 g   Fett 7 g   KH 30 g   Ballast 3 g

> **Einkaufstipp**
> Reissirup ist im Reformhaus oder Naturkostladen erhältlich.

● ● ● ● ● ● ● ● ● ● ● ● ●
100 g = 9 g Zucker
50 – 75 % weniger Zucker
(als ein Fertigprodukt)

Veganes Birchermüsli mit Haselnuss und Apfel

Für 2 Portionen

8 EL	zarte Haferflocken (80 g)
10 g	getrocknete Sauerkirschen oder ungeschwefelte Sultaninen
30 g	Haselnüsse, gehackt
300 ml	Haselnussdrink oder ungesüßter Haferdrink
1	Apfel (ca. 150 g)
2 TL	Zitronensaft
2 TL	Reis- oder Ahornsirup

1. Am Vorabend Haferflocken, getrocknete Sauerkirschen oder Sultaninen und Haselnüsse mit dem Hafer- oder Mandeldrink verrühren. In ein Gefäß mit verschließbarem Deckel geben und im Kühlschrank über Nacht ausquellen lassen.
2. Am nächsten Morgen dem Apfel grob reiben und die Raspel mit Zitronensaft mischen.
3. Die Haferflockenmischung auf zwei Schälchen verteilen, die Apfelraspel unterheben und eventuell mit je 1 Teelöffel Sirup beträufeln.

Pro Portion:
Energie 390 kcal   Eiweiß 9 g   Fett 14 g   KH 54 g   Ballast 7 g

100 g = 7 g Zucker
60-70 % weniger Zucker
(als 1 Portion Müsli aus
80 g Früchtemüsli und
120 ml fettarmer Milch;
330 kcal, 26 g Zucker)

Porridge mit Feigen und Walnüssen

Für 2 Portionen

400 ml	fettarme Milch (1,5 %)
8 EL	zarte Haferflocken (80 g)
1 Msp.	Zimt
1 Prise	Salz
2	Feigen (ca. 150 g)
40 g	Walnusskerne
2 TL	Honig

1. Milch, Getreideflocken, Zimt und 1 Prise Salz in einen Topf geben und bei mittlerer Hitze unter ständigem Rühren aufkochen. Etwa 1 Minute köcheln lassen, dabei ab und zu umrühren. Den Topf vom Herd ziehen und das Porridge abgedeckt noch etwas ausquellen lassen.
2. Inzwischen die Feigen waschen und in Streifen schneiden. Die Walnusskerne grob hacken. Den Porridge nochmals umrühren, auf zwei Schälchen verteilen und die Feigen und die Walnüsse darauf legen. Mit Honig beträufelt servieren.

Pro Portion:
Energie 465 kcal   Eiweiß 16 g   Fett 20 g   KH 52 g   Ballast 6 g

> **! Tipp**
> Birchermüsli – in letzter Zeit unter dem Namen „Overnight Oats" wieder in Mode gekommen – und Porridge sind zwei schnelle Zubereitungen und eine gute Alternative zu fertigen Müslimischungen. Probieren Sie immer mal wieder andere Getreidesorten, Nüsse und Samen aus und kombinieren Sie dazu Obst nach Saison, im Winter auch mal Trockenobst.

• • • • • • • • • • • • •
100 g = 16 g Zucker
30–45 % weniger Zucker
(als 1 Portion Müsli aus
80 g Früchtemüsli und
120 ml fettarmer Milch;
330 kcal, 26 g Zucker)

Kalt gerührter Aprikosenaufstrich

Für 2 Gläser
à ca. 150 ml

50 g	getrocknete Datteln
200 g	Aprikosen
1 Prise	gemahlene Vanille
½ EL	Zitronensaft
1 EL	Honig, Reissirup oder Agavendicksaft

1. Die Datteln in etwas warmem Wasser etwa 30 Minuten einweichen, dann abgießen und gut ausdrücken.
2. Zusammen mit den Aprikosen, Vanillepulver, Zitronensaft und Honig in einen Mixer geben und alles zu einer glatten Masse pürieren.
3. In zwei saubere, heiß ausgespülte Gläser mit Schraubverschluss geben und im Kühlschrank aufbewahren. Der Aufstrich hält sich gekühlt etwa 4 Tage, er kann auch gut eingefroren werden.

Pro Portion:
Energie 20 kcal   Eiweiß 0 g   Fett 0 g   KH 5 g   Ballast 1 g

Tipp
Der kalt gerührte Aufstrich ist von der Konsistenz her nicht mit der üblichen mit Gelierzucker hergestellten Marmelade zu vergleichen. Wenn Sie eine sämigere Konsistenz wünschen, können Sie die Fruchtaufstriche durch 1 Teelöffel Guarkernmehl, einem pflanzlichen Verdickungsmittel, binden.

100 g = 22 g Zucker
65 % weniger Zucker
(als ein Fertigprodukt Konfitüre)

Kalt gerührter Himbeeraufstrich

50 g	Datteln (ohne Stein)
200 g	frische Himbeeren oder Erdbeeren
½ EL	Zitronensaft
1 EL	Honig, Reissirup oder Agavendicksaft

Für 2 Gläser
à ca. 150 ml

1. Die Datteln grob hacken, zusammen mit der Hälfte der Früchte, dem Zitronensaft und dem Honig im Mixer zu einer glatten Paste zerkleinern. Herausnehmen und mit den restlichen Früchten verrühren, die Himbeeren dabei etwas zerdrücken (Erdbeeren in kleine Stücke schneiden und ebenfalls zerdrücken).
2. Die Masse in zwei saubere, mit heißem Wasser ausgespülte Gläser mit Schraubverschluss geben und im Kühlschrank aufbewahren.

Pro Portion (20 g):
Energie 20 kcal   Eiweiß 0 g   Fett 0 g   KH 4 g   Ballast 1 g

> **! Tipp**
> Kalt gerührte Fruchtaufstriche enthalten mehr Vitamine als gekochte Marmeladen, sind aber nicht lange haltbar, besonders, wenn Zucker mit seiner konservierenden Wirkung fehlt. Sie halten sich in einem verschlossenen Glas etwa 4 Tage im Kühlschrank, können aber gut eingefroren werden.

100 g = 21 g Zucker
65 % weniger Zucker
(als ein Fertigprodukt Konfitüre)

Nuss-Nougat-Creme

Für 20 Portionen

100 g	weiche Butter
100 g	gemahlene Nüsse, zum Beispiel Haselnüsse oder Mandeln
2 EL	Kakaopulver
1 EL	flüssiger Honig
1 Msp.	Gemahlene Vanille

1. Die Butter schaumig rühren und alle Zutaten unterrühren.
2. Abschmecken und eventuell noch etwas Honig zufügen.

Pro Portion:
Energie 75 kcal   Eiweiß 1 g   Fett 7 g   KH 1 g   Ballast 1 g

┈┈> Das Rezept ist aus dem Ratgeber „Bärenstarke Kinderkost", mehr dazu unter www.ratgeber-verbraucherzentrale.de

> **! Tipp**
> Der Aufstrich hält sich im Kühlschrank etwa 2 Wochen. Etwa 30 Minuten vor dem Servieren herausnehmen, da er gekühlt etwas hart ist. Die Aufbewahrung in kleinen Gläsern mit Schraubverschluss hat außerdem den Vorteil, dass nur kleine Portionen auf den Tisch kommen.

100 g = 7 g Zucker
85 % weniger Zucker
(als ein Fertigprodukt Nuss-Nougat-Creme)

Gebäck und Kuchen

Tipps zum Backen mit weniger Zucker

Wenn Sie mit weniger Zucker backen möchten, können Sie trotzdem weiterhin Ihren Lieblingskuchen backen und die im Rezept angegebenen Zuckermengen ganz einfach reduzieren. Das funktioniert bei fast allen Rezepten. Mit wie viel Zucker der Kuchen noch süß genug schmeckt, hängt dabei von vielerlei ab: Zum einen, welche übrigen süßenden Zutaten im Rezept verwendet werden (z. B. Früchte, Schokolade, Kokosflocken), aber auch von deren Qualität. Vollreifes Obst bringt beispielsweise mehr natürlich Süße als unreif geerntetes. Und nicht zuletzt natürlich von Ihrem persönlichen Geschmack. Daher sind die Angaben in der Tabelle als Orientierungswerte zu verstehen, mit denen Sie experimentieren sollten.

Grundrezept	So verringern Sie die Zuckermenge
Alle Teige, mit Ausnahme von Biskuitteig und Brandteig	100 g Zucker durch 75 g Honig ersetzen – er hat eine höhere Süßkraft als Zucker, das Gebäck schmeckt noch gleich süß. Die Flüssigkeitsmenge dann um etwa 20 % reduzieren. Die Backtemperatur um 10–20 % reduzieren, da das Gebäck schneller bräunt.
Rührteig	**Rührkuchen, Muffins und Waffeln** gelingen auch mit einer um ein Drittel reduzierten Zuckermenge. Die Zuckermenge kann noch weiter reduziert und durch Banane oder Apfelmus ersetzt werden: Die Zuckermenge um 60 Prozent reduzieren, dafür eine kleine zerdrückte Banane (ca. 100 g) oder 50 g Apfelmus ohne Zuckerzusatz oder pürierte Datteln zufügen. Je nach Geschmack können Sie experimentieren und den Zuckeranteil noch weiter verringern oder auch den Zucker ganz weglassen. Dann wird das Gebäck allerdings nur leicht süß schmecken und der Fruchtgeschmack sehr im Vordergrund stehen (vgl. Rezept Veganes-Bananenbrot S. 144). Wenn Sie den Fruchtanteil weiter erhöhen, muss die Flüssigkeit reduziert werden – diese dann am Schluss portionsweise zugeben, bis die gewünschte Teigkonsistenz erreicht ist.

Mürbeteig	Die Zuckermenge kann auf 15–50 g reduziert werden. Ist der Mürbeteig Basis eines Kuchens mit zuckerarmem Belag oder wird er für Kekse verwendet, empfiehlt sich die höhere Zuckermenge. Ist der Belag nicht zuckerreduziert oder wird der Teig für Kekse mit zusätzlicher Süße z. B. aus Trockenfrüchten verwendet, genügt 1 Esslöffel (15 g).
Süßer Hefeteig	Für Hefeteig ist generell nur wenig Zucker nötig. Wollen Sie die Menge weiter reduzieren, sind je nach Gebäck 1 TL bis 1 EL ausreichend. Besonders wenig Zucker ist nötig, wenn das Gebäck mit Zutaten, die von Natur aus Zucker enthalten, zubereitet wird, beispielsweise Trockenfrüchten.
Quark-Öl-Teig	Auch Quark-Öl-Teig enthält relativ wenig Zucker. Dieser kann nach Geschmack beliebig reduziert werden (auch je nach Süße des Belags), der Teig gelingt trotzdem, solange man das Verhältnis der übrigen Zutatenmengen exakt einhält.
Biskuitteig, Baisers	Hier lässt sich der Zucker nicht reduzieren, da er wichtig für die Gebäckstruktur ist. Zucker lässt sich nur bei weiteren Komponenten, z. B. der Füllung oder dem Belag, einsparen.
Brandteig	Der Teig ist mit ½ Teelöffel Zucker bereits sehr zuckerarm. Die Füllung von Windbeuteln schmeckt auch ohne große Zuckermengen gut, wenn Sie aromatisches Obst dafür verwenden.
Quarkkuchen	Nur ein Drittel bis die Hälfte der für die Quarkfüllung angegebenen Zuckermenge verwenden und durch vollreifes Obst ergänzen, z. B. Süßkirschen oder Aprikosen. Die Hälfte der Zuckermenge durch Trockenobst ersetzen, z. B. Rosinen oder in Stücke geschnittene Aprikosen (diese vor dem Unterheben in etwas Flüssigkeit einweichen).
Schokoladenkuchen	Ersetzen Sie Vollmilch- oder Zartbitterschokolade durch Schokolade mit höherem Kakaoanteil, z. B. 75 %.
Glasuren für Obstkuchen	Bereiten Sie diese mit Fruchtsaft und ohne Zuckerzusatz zu.
Guss aus Eiern und Milchprodukten	Bei diesem vor allem für Obstkuchen verwendeten Guss kann die Zuckermenge um ein Drittel bis um die Hälfte reduziert werden.
Kuchenfüllungen mit Sahne oder Buttercreme	Die Zuckermenge kann um ein Drittel bis um die Hälfte reduziert werden.

Sultaninen-Quarkbrötchen

Für etwa 20 Stück

500 g	Weizenmehl Type 550
1 Würfel	frische Hefe
100 ml	lauwarme fettarme Milch (1,5 %)
50 g	Butter
150 g	zimmerwarmer Magerquark
1 EL	Zucker
1 Prise	Salz
2	Eier
150 g	ungeschwefelte Sultaninen
	etwas Milch zum Bestreichen

1. Das Mehl in eine Rührschüssel geben, in die Mitte eine Vertiefung hineindrücken und die Hefe hineinbröckeln. Die Milch hineingießen und mit der Hefe verrühren, dabei etwas Mehl unterrühren. Die Schüssel abdecken und den Vorteig etwa 20 Minuten bei Zimmertemperatur gehen lassen.
2. Die Butter zerlassen und leicht abkühlen lassen, sie soll nur Zimmertemperatur haben. Butter mit Quark, Zucker, Salz und Eiern mischen. Zum Vorteig geben und mit dem Kochlöffel oder der Hand unterarbeiten. Zum Schluss die Trockenfrüchte unterarbeiten.
3. Den Hefeteig zu einer Kugel formen und abgedeckt bei Zimmertemperatur etwa 30 Minuten gehen lassen. Er sollte sein Volumen verdoppelt haben.
4. Den Teig in 20 Portionen teilen und zu Brötchen formen. Ein Backblech mit Backpapier belegen und die Teigstücke darauf verteilen. Nochmals etwa 15 Minuten gehen lassen. Den Backofen auf 190 °C vorheizen. Die Brötchen mit Milch bestreichen und auf der mittleren Einschubleiste 20−25 Minuten backen.

Pro Stück:
Energie 150 kcal Eiweiß 5 g Fett 3 g KH 25 g Ballast 2 g

• • • • • • • • • • • • •
100 g = 12 g Zucker
40 % weniger Zucker
(als süßes Kleingebäck
vom Bäcker wie Plunder
oder Schnecken)

Veganes Bananen-Vollkornbrot

Für eine Kastenform
(25 cm Länge)

2 EL	gemahlener Leinsamen
100 g	vegane Margarine oder
	100 ml Rapsöl
150 g	Apfelmark
2 reife	Bananen (ca. 250 g)
250 g	Vollkornmehl
1 Prise	Salz
½ TL	gemahlene Vanille
etwa 50 ml	Haselnuss- oder Mandeldrink
100 g	Walnusskerne, grob gehackt

1. Den Leinsamen in eine kleine Schüssel geben und in 3 EL warmem Wasser etwa 10 Minuten ausquellen lassen. Die Margarine in einer Rührschüssel cremig rühren. Margarine oder Rapsöl und Apfelmark miteinander gründlich verrühren. Die Bananen zerdrücken. Nacheinander ausgequollenen Leinsamen und Bananen unterrühren.
2. In einer zweiten Schüssel das Mehl mit Salz und Vanille mischen. Abwechselnd mit dem Nussdrink portionsweise unter die Bananenmasse rühren. Zum Schluss die Walnusskerne kurz unterziehen.
3. Den Backofen auf 180 °C vorheizen und eine Kastenform (25 cm Länge) fetten und mit etwas Mehl ausstreuen. Den Teig in die Form füllen, glatt streichen und auf der mittleren Einschubleiste 40–50 Minuten backen.

Pro Stück:
Energie 225 kcal   Eiweiß 4 g   Fett 15 g   KH 17 g   Ballast 3 g

100 g = 4 g Zucker
ca. 75 % weniger Zucker
(als ein Rührkuchen
nach herkömmlichem
Rezept)

! Tipp

Dieses Gebäck kommt ganz ohne zugesetzten Zucker aus, die dezente Süße stammt nur aus dem Obst. Wer es süßer mag: Die kalt gerührten Fruchtaufstriche (Seite 137) passen sehr gut dazu. Luftdicht verpackt bleibt das Bananenbrot 5 Tage saftig.

Frühstückshörnchen aus Quark-Öl-Teig

Für 8 Stück

Für den Teig:

80 g	Magerquark
3 EL	Wasser (30 g)
3 EL	Sonnenblumen- oder Rapsöl (30 g)
1 EL	Rohrzucker
1 Prise	Salz
160 g	Dinkelmehl Type 630
1 ½ TL	Weinstein-Backpulver
	etwas Mehl zum Ausrollen
	etwas Milch zum Bestreichen

Für die Füllung:
Nach Belieben zum Beispiel 1 Portion Nussfüllung (z. B. aus Dinkel-Nuss-Hörnchen, S. 147) oder einige Esslöffel Fruchtaufstrich (z. B. S. 137)

1. Quark, Wasser, Öl, Zucker und Salz in einer Rührschüssel cremig rühren. Mehl und Backpulver mischen und mit den Knethaken des Handrührgeräts rasch unterarbeiten. Nicht zu lange kneten, der Teig wird sonst klebrig. Den Teig mit den Händen durchkneten, zu einer Kugel formen, mit einem Tuch abdecken und etwa 20 Minuten bei Zimmertemperatur ruhen lassen.
2. Den Backofen auf 200 °C vorheizen und ein Backblech mit Backpapier belegen. Den Teig auf einer leicht bemehlten Arbeitsfläche zu einem Kreis von etwa 26 cm Ø ausrollen und diesen in acht Tortenstücke schneiden. Eine Füllung auf der breiteren Seite verteilen. Die Dreiecke von der breiten Seite her zusammenrollen, sodass Hörnchen entstehen.
3. Auf das Backblech setzen, mit etwas Milch bestreichen und auf der mittleren Einschubleiste 15–20 Minuten goldbraun backen.

Pro Stück:
Energie 130 kcal   Eiweiß 4 g   Fett 4 g   KH 19 g   Ballast 1 g

• • • • • • • • • • • • • •
100 g = 12 g Zucker
(mit 100 g kalt gerührtem Aprikosenaufstrich)
30 % weniger Zucker
(als süßes Kleingebäck vom Bäcker wie Plunder oder Schnecken)

Hefeschnecken mit fruchtiger Füllung

Für 12 Stück

Für den Teig:

500 g	Weizenvollkornmehl
1 Pck.	Trockenhefe
½ TL	Salz
250 ml	zimmerwarme fettarme Milch (1,5 %)
1 EL	Honig
50 g	Butter
	Mehl für die Arbeitsfläche
	Milch zum Bestreichen

Für die Füllung:

50 g	getrocknete Datteln (ohne Stein)
50 g	getrocknete Feigen
1 EL	Honig
	Zimt nach Geschmack
1 EL	Zitronensaft

1. Alle Zutaten für den Teig verkneten und abgedeckt etwa 1 Stunde gehen lassen, bis sich das Volumen verdoppelt hat.
2. In der Zwischenzeit für die Füllung die Datteln und die Feigen hacken. Zusammen mit dem Honig, dem Zimt, 1 Esslöffel Zitronensaft und 1 Esslöffel Wasser in einen Rührbecher geben und mit dem Stabmixer pürieren.
3. Den Teig auf einer leicht bemehlten Arbeitsfläche kurz durchkneten und zu einer rechteckigen, etwa 1 cm dicken Platte ausrollen. Die Füllung darauf streichen. Die Teigplatte von der Längsseite beginnend zusammenrollen und in 12 Scheiben schneiden.
4. Den Backofen auf 180 °C vorheizen und ein Backblech mit Backpapier belegen. Die Schnecken darauf legen und mit etwas Milch bestreichen. 25–30 Minuten backen. Herausnehmen und auf einem Kuchengitter abkühlen lassen.

100 g = 11 g Zucker 35 % weniger Zucker (als süßes Kleingebäck vom Bäcker wie Plunder oder Schnecken)

Pro Stück:
Energie 260 kcal   Eiweiß 7 g   Fett 6 g   KH 42 g   Ballast 6 g

Dinkel-Nuss-Hörnchen

Für 12 Stück

Für den Teig:

500 g	Dinkelmehl Type 630
1 Pck	Trockenhefe
1 TL	Zucker
300 ml	lauwarmes Wasser
½ TL	Salz
	etwas Milch zum Bestreichen

Für die Füllung:

125 g	gemahlene Haselnüsse
50 g	Zucker
3 EL	Sahne
	Zimtpulver nach Geschmack

1. Die Zutaten für den Teig in einer Rührschüssel verkneten und abgedeckt gehen lassen, bis sich das Volumen verdoppelt hat.
2. In der Zwischenzeit alle Zutaten für die Füllung zu einer geschmeidigen Masse verrühren.
3. Den Teig in zwei gleich große Teile teilen und jeweils rund ausrollen (etwa 20 cm Ø). Jede Teigplatte in sechs gleich große Tortenstücke teilen und die Füllung auf der breiten Seite der Teigdreiecke verteilen.
4. Die Dreiecke von der breiten Seite her zusammenrollen, sodass Hörnchen entstehen. Die Hörnchen auf ein mit Backpapier belegtes Backblech setzen und nochmals 20 Minuten gehen lassen.
5. Den Backofen auf 200 °C vorheizen. Die Hörnchen mit etwas Milch bestreichen und auf der mittleren Einschubleiste etwa 20 Minuten backen.

Pro Stück:
Energie 240 kcal   Eiweiß 7 g   Fett 8 g   KH 34 g   Ballast 2 g

● ● ● ● ● ● ● ● ● ● ● ● ● ●
100 g = etwa 9 g Zucker (etwa 6 g pro Stück) ca. 30–55 % weniger Zucker (als abgepacktes Frühstücksgebäck)

Französische Brioches

Für 10 Brioches

250 g	Dinkelmehl Type 630
½ Würfel	frische Hefe
3 EL	lauwarme fettarme Milch (1,5 %)
3	Eier
15 g	Zucker
1 Prise	Salz
120 g	weiche Butter
1	Eigelb, mit etwas Milch verquirlt
	etwas Mehl für die Arbeitsfläche
	etwas Fett für die Förmchen

1. Das Mehl in eine Rührschüssel geben, in die Mitte eine Mulde hineindrücken und die Hefe hineinbröseln. Die Milch mit der Hefe und ein wenig Mehl verrühren und den Vorteig abgedeckt etwa 20 Minuten bei Zimmertemperatur gehen lassen.
2. Die übrigen Teigzutaten dazugeben und alles zu einem geschmeidigen Teig rühren. Abgedeckt etwa 1 Stunde bei Zimmertemperatur gehen lassen, bis der Teig sein Volumen verdoppelt hat.
3. Den Backofen auf 220 °C vorheizen. Den Teig auf einer leicht bemehlten Arbeitsfläche zu einer Rolle formen und diese in 10 gleich große Stücke schneiden. Von jedem Teigstück ein Viertel abtrennen und zu Kugeln rollen.
4. Briocheförmchen (alternativ die Mulden eines Muffinblechs) fetten. Die großen Teigstücke in die Förmchen legen, in die Mitte eine Vertiefung drücken und die kleinen Kugeln darauf legen, leicht andrücken.
5. Die Brioches nochmals abgedeckt gehen lassen, bis sich ihr Volumen beinahe verdoppelt hat. Die Brioches mit dem verquirlten Eigelb bestreichen und etwa 12 Minuten im vorgeheizten Backofen backen.

• • • • • • • • • • • •
100 g = 4 g Zucker
ca. 50 % weniger Zucker
(als abgepacktes
Frühstücksgebäck)

Pro Stück:
Energie 225 kcal Eiweiß 6 g Fett 13 g KH 20 g Ballast 1 g

Buchweizen-Haselnuss-Waffeln

Für 10–12 Waffeln

50 g	Rohrzucker
½ TL	gemahlene Vanille
80 g	Butter
3	Eier
150 g	Buchweizenmehl
150 g	gemahlene Haselnüsse
1 Prise	Salz
etwa 250 ml	fettarme Milch (1,5 %)
	Butter für das Waffeleisen

1. Den Rohrzucker mit der Vanille und der Butter schaumig rühren. Nach und nach die Eier unterarbeiten.
2. Das Buchweizenmehl mit den gemahlenen Haselnüssen und dem Salz mischen. Die Hälfte der Mehlmischung und der Milch kurz unterrühren, dann jeweils die zweite Hälfte zugeben. Nur so lange rühren, bis sich alle Zutaten verbunden haben. Sollte der Teig noch sehr fest sein, etwas mehr Milch zugeben.
3. Ein Waffeleisen vorheizen und fetten. Aus dem Teig portionsweise knusprige Waffeln backen.

Pro Stück:
Energie 245 kcal   Eiweiß 6 g   Fett 17 g   KH 17 g   Ballast 1 g

! Tipp
Dazu schmeckt Apfelmus (ohne Zuckerzusatz) oder eine Quark-Joghurt-Creme mit Beeren.

• • • • • • • • • • • • •
**100 g = 9 g Zucker
ca. 65–70 % weniger
Zucker (als abgepackte
Waffeln)**

Marmorkuchen

Für 1 Napfkuchenform
(24 cm Ø)

150 g	Butter
80 g	Zucker
1 Pck	Vanillezucker
4	Eier
1	kleine reife Banane (65 g), gut zerdrückt
350 g	Dinkelmehl Type 630
50 g	gemahlene Haselnüsse
1 Pck	Weinstein-Backpulver
etwa 125 ml	fettarme Milch (1,5 %)
30 g	Kakaopulver
	Butter und Semmelbrösel für die Form

1. Die Butter sehr schaumig rühren, Zucker und Vanillezucker gut unterrühren. Nach und nach die Eier und die Banane unterarbeiten. Mehl mit Backpulver mischen und abwechselnd mit der Milch unterrühren. Nur so viel Milch zugeben, dass der Teig reißend schwer vom Löffel fällt. Einige Esslöffel Milch zurückbehalten.
2. Den Backofen auf 175 °C vorheizen. Eine Napfkuchenform mit Butter ausstreichen und mit Semmelbröseln ausstreuen. Die Hälfte des Teiges hineingeben. Kakao und restliche Milch unter den restlichen Teig rühren. Auf den hellen Teig geben und mit einer Gabel spiralförmig unterziehen.
3. Den Kuchen im vorgeheizten Backofen etwa 50 Minuten backen. In der Form etwas auskühlen lassen, dann auf ein Kuchengitter stürzen.

Pro Stück (bei 12 Stücken):
Energie 300 kcal   Eiweiß 8 g   Fett 16 g   KH 30 g   Ballast 2 g

**100 g = 10 g Zucker
ca. 50 % weniger Zucker
(als Marmorkuchen aus
Backmischung)**

Zitronenkuchen

Für 1 Kastenform
(25 cm Länge)

200 g	Butter
80 g	Zucker
1	Bio-Zitrone
50 g	Apfelmus ohne Zuckerzusatz
4	Eier
300 g	Mehl
100 g	Stärke
3	gestrichene TL Weinstein-Backpulver
etwa 125 ml	fettarme Milch (1,5 %)
	Butter für die Form

1. Die Butter mit dem Zucker schaumig rühren. Die Zitronenschale fein abreiben. Apfelmus und Eier nach und nach unterrühren. Mehl, Stärke, Backpulver und Zitronenschale mischen und unterrühren. So viel Milch unterrühren, dass der Teig reißend vom Löffel fällt.
2. Den Backofen auf 175 °C vorheizen. Den Teig in eine gefettete Kastenform füllen und auf der mittleren Einschubleiste etwa 1 Stunde backen. In der Form etwas abkühlen lassen, dann auf ein Kuchengitter stürzen.

Pro Stück:
Energie 300 kcal   Eiweiß 5 g   Fett 16 g   KH 33 g   Ballast 1 g

! Tipp

Backpulver besteht aus drei Zutaten: Backtriebmittel, Säuerungsmittel und Trennmittel. Der Unterschied zwischen herkömmlichem Backpulver und Weinstein-Backpulver liegt im Säuerungsmittel. Für herkömmliches Backpulver wird Phosphat verwendet, bei Weinstein-Backpulver Weinsteinsäure, ein Nebenprodukt bei der Weinherstellung. Weinstein-Backpulver ist daher die natürlichere Alternative, weshalb wir es in unseren Rezepten empfehlen. Für das Gelingen spielt es keine Rolle, welches Backpulver Sie verwenden.

100 g = 10 g Zucker
ca. 50 % weniger Zucker
(als Zitronenkuchen aus Backmischung)

Schokoladenkuchen

**Für 1 Springform
(26 cm Ø)**

6	Eier
1	Prise Salz
90 g	Rohrzucker
80 g	weiche Butter oder Margarine
	Fett für die Form
180 g	Mehl
1 TL	Weinstein-Backpulver
6 EL	Kakaopulver
	Fett für die Form

1. Die Eier trennen. Eiweiß mit einer Prise Salz steif
   schlagen. Den Zucker mit dem Fett schaumig rühren,
   dann das Eigelb unterrühren.
2. Das Mehl mit dem Backpulver mischen und nur kurz
   unterrühren. Das Kakaopulver ebenfalls kurz unterrühren. Zum Schluss den Eischnee unterheben.
3. Den Backofen auf 160° C vorheizen. Den Boden einer
   Springform einfetten, den Teig einfüllen und den Kuchen etwa 35 Minuten backen. In der Form abkühlen
   lassen.

Pro Stück:
Energie 200 kcal   Eiweiß 6 g   Fett 10 g   KH 20 g   Ballast 2 g

**100 g = 13 g Zucker
ca. 35 % weniger Zucker
(als Schokoladenkuchen
aus Backmischung)**

Veganer Käsekuchen mit Schoko-Boden

Für 1 Springform
(26 cm Ø)

Für den Teig:

200 g	Mehl Type 550 plus Mehl für die Arbeitsfläche
1 Prise	Salz
10 g	Kakaopulver
50 g	Rohrzucker
140 g	vegane, kalte Margarine
1¬2 EL	kaltes Wasser
	Margarine für die Form

Für die Füllung:

1 reife	Banane (150 g)
800 g	Seidentofu
125 g	Kokosjoghurt (aus Kokosmilch hergestellter Joghurt; aus dem Bioladen)
½	Bio-Zitrone (Saft und Schale)
50 g	Rohrzucker
50 g	ungeschwefelte Rosinen

1. Für den Teig Mehl mit Salz, Kakaopulver und Zucker in einer Schüssel mischen. Die kalte Margarine in Stückchen dazugeben und mit den Knethaken oder mit der Hand rasch zu einem glatten Teig verarbeiten. Zum Schluss so viel Wasser zufügen, dass ein fester Teig entsteht. Abgedeckt etwa 1 Stunde kalt stellen.
2. Banane mit dem Pürierstab oder im Mixer pürieren. Dann Tofu, Kokosjoghurt, Zitronensaft und -schale sowie Zucker dazugeben und alles zu einer glatten Masse pürieren. Die Sultaninen unterheben.
3. Backofen auf 180 °C vorheizen. Eine Springform fetten, den Teig ausrollen und Boden und Rand der Form damit auskleiden. Etwa 10 Minuten vorbacken. Füllung auf dem Boden verteilen und weitere 40-45 Minuten backen. Ganz abkühlen lassen.

Pro Stück:
Energie 235 kcal Eiweiß 6 g Fett 12 g KH 25 g Ballast 2 g

• • • • • • • • • • • • • •
100 g = 10 g Zucker ca. 55 % weniger Zucker (als ein Käsekuchen mit Mürbeteigboden nach herkömmlichem Rezept)

Windbeutel mit Himbeer-Quark-Sahne

Für ca. 12 Windbeutel

125 ml	fettarme Milch (1,5 %)
60 g	Butter
½ TL	Zucker
1 Prise	Salz
100 g	Weizenmehl
2–3	Eier
100 g	Sahne
250 g	Quark (20 % Fett i.Tr.)
200 g	Himbeeren
30 g	Zucker
1 EL	Minzblättchen, in feinen Streifen
1 TL	Puderzucker

1. Die Milch zusammen mit Butter, Zucker und Salz in einem Topf aufkochen. Den Topf vom Herd nehmen und das Mehl auf einmal in die Milch schütten und sofort mit einem Kochlöffel glatt rühren.
2. Den Topf wieder auf die Herdplatte stellen. Die Masse bei geringer Hitze unter ständigem Rühren abbrennen, das heißt, so lange rühren, bis sich ein Teigkloß und ein weißlicher Belag am Topfboden bilden.
3. Die Brandmasse in eine Schüssel geben und ein Ei unterrühren. Das zweite Ei erst zufügen, wenn die Masse das erste vollkommen aufgenommen hat. Falls die Masse noch sehr fest ist, ein drittes Ei einarbeiten.
4. Den Backofen auf 200 °C vorheizen. Vom Teig mit einem Esslöffel etwa 12 Portionen abstechen und auf ein mit Backpapier belegtes Backblech setzen. 20 Minuten backen. Abkühlen lassen und quer aufschneiden.
5. Die Sahne sehr steif schlagen. Den Quark mit der Hälfte der Himbeeren verrühren, dabei die Früchte zerdrücken. Zucker und Minzblättchen unterrühren. Restliche Himbeeren und Sahne unterheben. Windbeutel füllen und mit Puderzucker bestäuben.

100 g = 6 g Zucker
Brandteig ist immer zuckerarm. Dieses Rezept dient als Alternative zu zuckerreicheren Gebäcksorten.

Pro Stück:
Energie 150 kcal   Eiweiß 6 g   Fett 9 g   KH 11 g   Ballast 1 g

Schoko-Kirsch-Muffins

Für 12 Muffins

100 g	weiche Butter
30 g	Kokosblütenzucker oder Rohrzucker
2	Eier
40 g	Bitterschokolade (85 % Kakao)
50 g	reife Banane
15 g	Kakaopulver
200 g	Dinkelmehl Type 630
1 TL	Weinstein-Backpulver
1 Prise	Salz
1 Prise	gemahlene Vanille
100 g	saure Sahne
evtl. 3–4 EL	fettarme Milch (1,5 %)
etwa 18	Süßkirschen

1. Die Butter mit dem Zucker gründlich verrühren. Die Eier zugeben und alles schaumig rühren. Die Schokolade über einem Wasserbad schmelzen und etwas abkühlen lassen. Die Banane mit einer Gabel zerdrücken. Nach und nach zuerst die Banane, dann das Kakaopulver und zum Schluss die geschmolzene Schokolade unter die Eimasse rühren. Erst wieder neue Zutaten zufügen, wenn alles glatt verrührt ist.
2. Den Backofen auf 180 °C vorheizen. Mehl mit Backpulver, Salz und Vanille mischen und dazugeben. Nur kurz zusammen mit der sauren Sahne unterrühren, bis ein glatter Teig entstanden ist. Falls er zu dick ist, noch etwas Milch unterrühren.
3. Ein Muffinblech mit Papierförmchen auslegen oder leicht fetten. Die Kirschen entsteinen. Den Teig auf die Förmchen oder Backmulden verteilen. In jeden Muffin 1-2 Kirschen hineindrücken, so dass sie fast ganz von Teig bedeckt sind. Etwa 25 Minuten backen. Auf einem Kuchengitter abkühlen lassen.

100 g = 8 g Zucker
ca. 60 % weniger Zucker
(als Muffins nach herkömmlichem Rezept)

Pro Stück:
Energie 185 kcal   Eiweiß 4 g   Fett 11 g   KH 17 g   Ballast 1 g

Vegane Apfel-Haselnuss-Muffins

Für 14–16 Muffins

2 EL	gemahlener Leinsamen
100 g	Rapsöl oder weiche, vegane Margarine
50 g	Reissirup oder Agavendicksaft
60 g	Apfelmark
1 TL	milder Essig, z. B. Himbeeressig
125 g	Vollkornmehl
75 g	gemahlene Haselnüsse
50 g	zarte Haferflocken
1 Prise	Salz
1 ½ TL	Weinstein-Backpulver
100 ml	Reis- oder Haferdrink
ca. 100 g	süßer Apfel
14–16	Haselnusskerne (ca. 15 g)

1. Den Leinsamen in eine kleine Schüssel geben und in 3 EL lauwarmem Wasser etwa 10 Minuten ausquellen lassen. Öl oder Margarine, Reissirup, Apfelmark und Essig in einer Rührschüssel glatt rühren. Den ausgequollenen Leinsamen unterrühren. Mehl, Haselnüsse, Haferflocken, Salz und Backpulver verrühren. Abwechselnd mit dem Reis- oder Haferdrink nur kurz unter die Zutaten in der Rührschüssel rühren, bis ein glatter Teig entstanden ist.

2. Den Backofen auf 180 °C vorheizen. Ein Muffinblech mit Papierförmchen auslegen oder leicht fetten. Den Apfel in dünne Spalten, diese in Stifte schneiden. Den Teig auf die Förmchen oder Backmulden verteilen. In jeden Muffin einige Apfelstifte hineindrücken, so dass sie ganz von Teig bedeckt sind. Je einen Haselnusskern in die Mitte der Muffins setzen.

3. Die Muffins etwa 30 Minuten backen. Auf einem Kuchengitter abkühlen lassen.

● ● ● ● ● ● ● ● ● ● ● ● ●
100 g = 9 g Zucker
ca. 55 % weniger Zucker
(als Muffins nach herkömmlichem Rezept)

Pro Stück:
Energie 170 kcal　Eiweiß 3 g　Fett 12 g　KH 12 g　Ballast 2 g

Schoko-Cookies

Für ca. 25 Stück

100 g	Dinkelmehl Type 630
50 g	gemahlene Mandeln oder Haselnüsse
3 TL	Kakaopulver
1 Prise	Salz
1 Msp.	gemahlene Vanille evtl. 1 Prise Chilipulver
1	Eigelb
50 g	brauner Rohrzucker
80 g	kalte Butter
50 g	Zartbitterschokolade, 90 % Kakao
30 g	Kakaonibs

1. Das Mehl mit den Mandeln oder Haselnüssen, dem Kakaopulver und den Gewürzen mischen.
2. Das Eigelb mit dem Zucker in einer Rührschüssel verrühren. Die kalte Butter mit den Knethaken des Rührgeräts oder mit den Fingern rasch unterkneten, dann die Mehlmischung möglichst kurz unterkneten, bis ein glatter Teig entstanden ist. Den Teig zu einer Kugel formen und abgedeckt mindestens 30 Minuten in den Kühlschrank legen.
3. Den Teig aus dem Kühlschrank nehmen, damit er etwas weicher wird. Die Schokolade fein hacken und zusammen mit den Kakaonibs unter den Teig kneten.
4. Den Backofen auf 180 °C vorheizen. Den Teig mit einem Messer in vier Portionen teilen, diese zu daumendicken Würstchen rollen und in etwa 2 cm breite Stücke schneiden. Diese zu runden Plätzchen flach drücken und die Außenkanten glatt streichen.
5. Auf ein mit Backpapier belegtes Blech setzen und etwa 15 Minuten backen. Abkühlen lassen.

Pro Stück:
Energie 80 kcal Eiweiß 1 g Fett 6 g KH 5 g Ballast 1 g

● ● ● ● ● ● ● ● ● ● ● ● ● ● ●
100 g = 13 g Zucker
ca. 60 % weniger Zucker
(als Cookies aus der
Packung)

Erdnuss-Feigen-Cookies

Für ca. 25 Stück

150 g	ungesalzene Erdnüsse
100 g	Dinkelmehl Type 1050
1 Prise	Salz
50 g	getrocknete Feigen
1	Eigelb
40 g	Zucker
60 g	kalte Butter
1 EL	Erdnussmus, gekühlt

1. 50 g Erdnüsse in einem Mixer möglichst fein zerkleinern, den Rest grob hacken.
2. Die gemahlenen Erdnüsse mit dem Mehl und dem Salz mischen. Die Feigen in kleine Würfel schneiden.
2. Das Eigelb mit dem Zucker in einer Rührschüssel verrühren.
3. Die kalte Butter und das kalte Erdnussmus mit den Knethaken des Rührgeräts oder mit den Fingern rasch unterarbeiten, dann die Mehlmischung möglichst kurz unterkneten, bis ein glatter Teig entstanden ist. Den Teig zu einer Kugel formen und abgedeckt mindestens 30 Minuten in den Kühlschrank legen.
4. Den Teig aus dem Kühlschrank nehmen, damit er etwas weicher wird. Dann die gehackten Erdnüsse und die Feigenwürfel unterkneten.
5. Den Backofen auf 180 °C vorheizen. Den Teig mit einem Messer in vier Portionen teilen, diese auf einer Arbeitsfläche zu daumendicken Würstchen rollen und in etwa 2 cm breite Stücke schneiden. Diese mit dem Handballen zu runden Plätzchen flach drücken, die Außenkanten mit den Fingern glatt streichen.
5. Die Plätzchen auf ein mit Backpapier belegtes Blech setzen und etwa 15 Minuten backen. Abkühlen lassen. Die Cookies halten in einem luftdicht verschließbaren Behälter etwa eine Woche.

100 g = 16 g Zucker
ca. 55 % weniger Zucker
(als Cookies aus der Packung)

Pro Stück:
Energie 90 kcal   Eiweiß 3 g   Fett 6 g   KH 6 g   Ballast 1 g

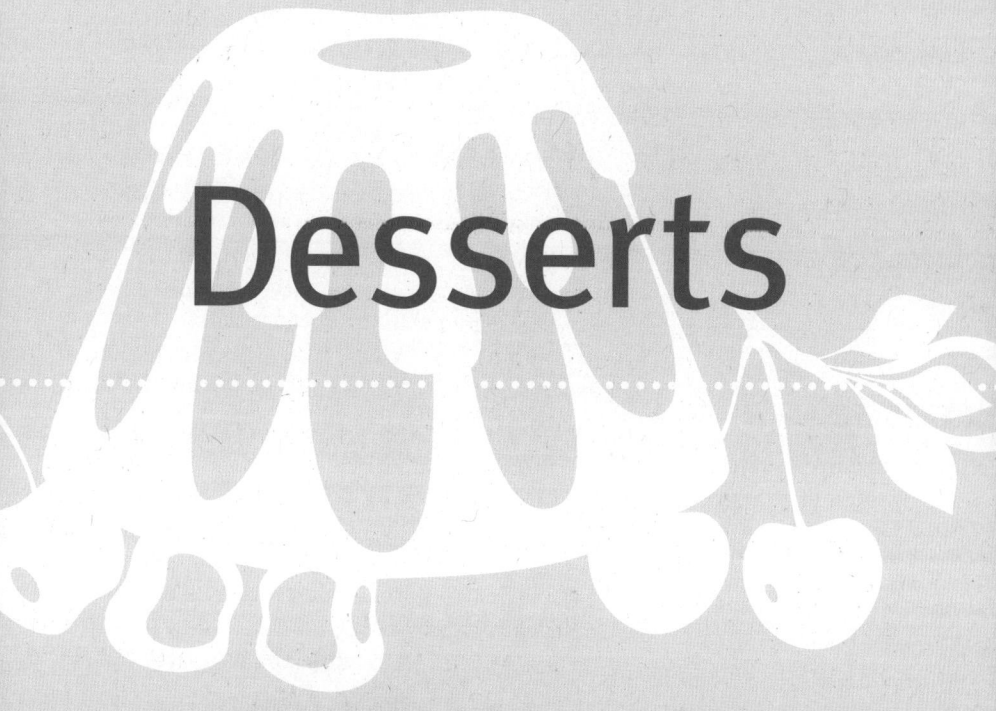

Desserts

Apfelkompott

Für 2 Portionen

400 g	Apfelstücke
½	Bio-Zitrone
½ Pck	Vanillezucker

1. Etwa 100 ml Wasser in einen kleinen Topf geben. Von der heiß abgewaschenen Zitrone mit einem Sparschäler einige dünne Streifen abschälen und hinzufügen. Den Vanillezucker unterrühren. Alles zum Kochen bringen.
2. Die Apfelstücke zufügen und zugedeckt bei mittlerer Hitze 3 bis 5 Minuten dünsten. Die Zitronenschale vor dem Servieren herausnehmen.

Für die Gesamtmenge:
Energie 265 kcal   Eiweiß 1 g   Fett 0 g   KH 62 g   Ballast 8 g

> **Tipp**
> Wenn Sie die Äpfel nicht schälen, sparen Sie Zeit und das Kompott enthält mehr Vitamine und Ballaststoffe. Die ideale Garzeit hängt von der Konsistenz Ihrer Äpfel ab.

100 g = 11 g Zucker
30 % weniger Zucker
(als ein Fertigprodukt
Apfelmus)

Klassischer Milchreis

Für 2 Portionen

250 ml	fettarme Milch (1,5 %)
1 Prise	Salz
55 g	Milchreis
	einige dünn abgeschälte Schalenstreifen einer Bio-Zitrone
½	Zimtstange oder das Mark von
½	Vanilleschote zum Aromatisieren
2 TL	Rohrzucker zum Bestreuen

1. Die Milch mit dem Salz zum Kochen bringen.
2. Den Reis unter Rühren einstreuen. Nach Wunsch hauchdünn geschnittene Zitronenschale, Zimtstange oder Vanillemark zufügen. Unter gelegentlichem Rühren bei geringer Hitze köcheln lassen, bis der Reis weich ist.
3. Die Zitronenschale vor dem Servieren herausnehmen und den Milchreis abkühlen lassen.

Pro Portion:
Energie 170 kcal Eiweiß 6 g Fett 2 g KH 32 g Ballast 1 g

> **! Tipp**
> Die Reismenge ist in diesem Rezept etwas geringer als üblich bemessen, da der Reis beim Abkühlen eindickt. Möchten Sie den Milchreis warm verzehren, bereiten Sie ihn mit 60 g Reis auf 250 ml Milch zu.

100 g = 7 g Zucker
20 % weniger Zucker

Vanillecreme mit Seidentofu

Für 2 Portionen
Kühlzeit: 3 Stunden

250 g	Seidentofu
10 g	Rohrzucker oder Reissirup
30–50 g	Sojajoghurt
	Mark von ½ Vanilleschote

• • • • • • • • • • • •

100 g = 3 g Zucker
45 % weniger Zucker
(als ein Fertigprodukt
Vanillecreme ohne
Kochen)

1. Seidentofu zusammen mit Zucker oder Sirup und dem Sojajoghurt zu einer geschmeidigen Masse pürieren.
2. Zum Schluss das Vanillemark unterrühren. Bis zum Servieren kalt stellen.

Pro Portion:
Energie 105 kcal   Eiweiß 8 g   Fett 4 g   KH 9 g   Ballast 1 g

Schnelle Beerencreme

Für 2 Portionen

75 g	Magerquark
20 g	Ricotta (45 % i. Tr.)
100 g	Rote Grütze (Fertigprodukt)
50 g	frische Himbeeren oder
	andere Beeren

• • • • • • • • • • • •

100 g = 7 g Zucker
65 % weniger Zucker
(als ein Fertigprodukt
Rote Grütze)

1. Den Magerquark mit dem Ricotta glatt rühren.
2. Die Rote Grütze auf Servierschalen verteilen, die Quarkmischung mit einem Löffel spiralförmig locker unterziehen. Mit den Beeren garnieren.

Pro Portion:
Energie 110 kcal   Eiweiß 7 g   Fett 1 g   KH 17 g   Ballast 2 g

Rote Grütze

Für 2 Portionen

500 g	rotes Beerenobst und Sauerkirschen
175 ml	Johannisbeernektar
1 EL	Zucker
½ Pck	Vanillezucker
15 g	Speisestärke

1. Das Obst putzen, die Kirschen entsteinen. Etwas Nektar mit Zucker, Vanillezucker und Stärke glatt rühren.
2. Den übrigen Nektar in einem Topf aufkochen, vom Herd nehmen, angerührte Stärke einrühren, aufkochen und unter Rühren eindicken. Kirschen und einen Teil der Beeren zufügen, aufkochen und unter Rühren kurz köcheln. Die Grütze vom Herd nehmen. Restliche Beeren unterheben. Abkühlen lassen.

Pro Portion:
Energie 200 kcal   Eiweiß 3 g   Fett 1 g   KH 40 g   Ballast 7 g

> **! Tipp**
> Die Rote Grütze hält sich im Kühlschrank einige Tage.

• • • • • • • • • • • • • •
**100 g = 11 g Zucker
(34 g pro Portion)
45 % weniger Zucker
(als ein Fertigprodukt
Rote Grütze)**

Klassische Schoko-Crossies

Für etwa 75 Stück

200 g	Vollmilchschokolade
200 g	Bitterschokolade mit 70 % Kakaoanteil
150 g	Cornflakes

1. Die Schokolade in Stücke zerteilen und im Wasserbad schmelzen lassen. Die Cornflakes mit einem Teigschaber vorsichtig unterheben. Gegebenenfalls noch mehr Cornflakes unterrühren – alle sollten mit einer dünnen Schokoladenschicht bedeckt sein.
2. Mit einem Teelöffel kleine Häufchen auf Backpapier setzen und bei Zimmertemperatur in etwa 2 Stunden fest werden lassen.

Pro Stück:
Energie 35 kcal   Eiweiß 1 g   Fett 2 g   KH 4 g   Ballast 0 g

---

! Tipp

Weihnachtlich wird es, wenn Sie statt Cornflakes die folgenden Zutaten verwenden:

½	Bio-Orange, die abgeriebene Schale
1 TL	Lebkuchengewürz
30 g	gepuffter Buchweizen
100 g	Hasel- oder Walnüsse, grob gehackt

Für **Schoko-Crossies mit Dinkel und Mandeln** verwenden Sie

100 g	Vollmilchschokolade
300 g	Bitterschokolade mit 70 % Kakaoanteil
30 g	gepuffter Dinkel
100 g	Mandelblättchen

● ● ● ● ● ● ● ● ● ● ● ● ●
**100 g = 32 g Zucker
35 % weniger Zucker (als
Vollmilchschokolade)**

Vanilleeis

Für eine Form
von 750 ml
(6 Portionen)

2	Vanilleschoten
250 ml	fettarme Milch (1,5 %)
50 g	Zucker
250 g	Sahne
50g	Mascarpone
1 TL	Guarkernmehl

1. Die Vanilleschoten längs aufschlitzen und das Mark herauskratzen.
2. Milch mit Vanilleschote und -mark sowie dem Zucker in einen Topf geben, kurz aufkochen lassen und 15 Minuten leicht ziehen lassen.
3. Das Ganze etwas abkühlen lassen, dann in eine Rührschüssel umfüllen und im Kühlschrank komplett abkühlen und etwa 2 Stunden durchziehen lassen.
4. Die Sahne halbsteif schlagen, dann die Mascarpone zufügen und ganz steif schlagen. Die Vanilleschote aus der Milch entfernen, das Guarkernmehl unterrühren und die Sahne unter die Vanillemilch rühren, so dass eine homogene Masse entsteht.
5. Das Eis in eine Gefrierdose geben und im Tiefkühlfach in etwa 3 Stunden fest werden lassen. Dabei zum ersten Mal nach einer Stunde, danach jede halbe Stunde durchrühren, damit die Eiskristalle zerkleinert werden.

Pro Portion:
Energie 215 kcal   Eiweiß 3 g   Fett 17 g   KH 12 g   Ballast 0 g

! Tipp
Sie können das Eis auch ohne das Guarkernmehl zubereiten. Das pflanzliche Verdickungsmittel sorgt für eine cremigere Konsistenz und Fülle.

• • • • • • • • • • • • • • •
**100 g = 12 g Zucker
50 % weniger Zucker
(als ein Fertigprodukt
Vanilleeis)**

Frozen Joghurt mit Himbeeren

1	reife Banane (150 g)	
1 TL	Zitronensaft	
250 g	frische Himbeeren	
400 g	Vollmilchjoghurt	
	ausgekratztes Mark von	
	½ Vanilleschote	

Für eine Form
von 750 ml
(6 Portionen)

1. Die Banane zusammen mit dem Zitronensaft im Mixer oder mit dem Pürierstab pürieren. Etwa zwei Drittel der Himbeeren, Joghurt und Vanillemark dazugeben und alles nochmals gründlich durchpürieren. Die restlichen Himbeeren unterheben.
2. Das Frozen Joghurt in eine Gefrierdose geben und im Tiefkühlfach in etwa 3 Stunden fest werden lassen, dabei jede halbe Stunde durchrühren, damit keine Eiskristalle entstehen.

Pro Stück:
Energie 75 kcal   Eiweiß 3 g   Fett 3 g   KH 8 g   Ballast 2 g

> **! Tipp**
> Variieren Sie mit Brombeeren, Blaubeeren oder Kirschen!

● ● ● ● ● ● ● ● ● ● ● ●
100 g = 6 g Zucker
40–75 g Zucker weniger
(als ein Fertigprodukt
Frozen Joghurt)

Müsliriegel

Fruchtiger Müsliriegel mit Nüssen und Getreide

Für ca. 16 Riegel

100 g	Nussmischung
50 g	getrocknete Aprikosen
20 g	gepuffter Dinkel
	(oder Getreide nach Wahl)
50 g	getrocknete Blaubeeren,
	Sauerkirschen
50 g	zarte Haferflocken
etwa 100 g	Honig
etwa 30 g	Butter oder Margarine

1. Die Nüsse im Mixer zerkleinern, so dass ein Teil noch stückig ist. Herausnehmen und die Aprikosen im Mixer zu einer Paste vermahlen. In einer Schüssel Nüsse, gepufftes Getreide, Blaubeeren oder Sauerkirschen und Haferflocken mischen.
2. Den Backofen auf 150 °C Umluft vorheizen und ein Backblech mit Backpapier auslegen.
3. Alle übrigen Zutaten hinzufügen und die Masse auf einer Fläche von etwa 18 x 22 cm auf das Backblech streichen, dabei fest andrücken.
4. Im vorgeheizten Ofen etwa 30 Minuten backen, bis die Oberfläche goldbraun ist. Die Masse soll relativ trocken sein, falls sie zu sehr bräunt, die Oberfläche abdecken.
5. Etwas abkühlen lassen und noch warm in Riegel schneiden. Im Kühlschrank halten sich die Riegel etwa 3 Wochen.

Pro Stück:
Energie 115 kcal   Eiweiß 2 g   Fett 6 g   KH 12 g   Ballast 2 g

100 g = 25 g Zucker
ca. 40 % weniger Zucker
(als ein Fertigprodukt
Müsliriegel mit
40 g Zucker pro 100 g)

Mandel-Aprikosen-Bällchen

Für etwa 30 Bällchen

100 g	getrocknete, ungeschwefelte Aprikosen
50 g	getrocknete Datteln (ohne Stein)
30 g	gepuffter Dinkel oder Reis
100 g	Mandeln
1 EL	Nussmus
¼ TL	Zimt
1 Msp.	Kardamom
15 g	helle Sesamsaat

1. Aprikosen, Datteln und gepufftes Getreide grob hacken und zusammen mit den Mandeln, dem Nussmus und den Gewürzen in einen Mixer geben. Zunächst auf kleiner Stufe, denn auf höchster Geschwindigkeit kurz durchmixen, bis sich alles zu einer homogenen Masse verbunden hat.
2. Den Sesam nach Wunsch in einer Pfanne leicht rösten. Aus der Masse mit leicht angefeuchteten Händen walnussgroße Bällchen formen. Den Sesam in einen tiefen Teller geben und die Bällchen darin wälzen.

Pro Stück:
Energie 43 kcal   Eiweiß 1 g   Fett 3 g   KH 4 g   Ballast 1 g

> **! Tipp**
> Die Bällchen halten sich etwa 2, eingefroren etwa 8 Wochen. Sie können sich einen kleinen Vorrat mit unterschiedlichen Sorten anlegen und nach Bedarf rasch auftauen lassen.

100 g = 27 g Zucker
ca. 33 % weniger Zucker
(als ein Fertigprodukt
Müsliriegel mit
40 g Zucker pro 100 g)

Ananas-Kokos-Riegel

Für 10 Riegel

125 g	getrocknete, ungeschwefelte Ananasstücke
25 g	getrocknete Datteln (ohne Stein)
100 g	Cashewkerne
50 g	zarte Haferflocken
2 EL	weißes Mandelmus
1 Msp.	Currypulver
30 g	Kokosraspel

1. Ananas und Datteln grob hacken und zusammen mit den Cashews, den Haferflocken, dem Mandelmus und dem Curry in einen Mixer geben. Zunächst auf kleiner Stufe, denn auf höchster Geschwindigkeit kurz durchmixen, bis sich alles zu einer homogenen Masse verbunden hat.
2. Die Kokosraspel nach Wunsch in einer Pfanne leicht rösten. Die Masse in eine eckige Form (10 x 24 cm) geben, flach drücken und mindestens 30 Minuten im Kühlschrank etwas fester werden lassen. Herausnehmen, in 10 Riegel von 2 x 12 cm schneiden und in den Kokosraspeln wenden.
Im Kühlschrank halten sich die Riegel etwa 3 Wochen.

Pro Stück:
Energie 145 kcal   Eiweiß 4 g   Fett 9 g   KH 13 g   Ballast 2 g

• • • • • • • • • • • •
100 g = 22 g Zucker
ca. 45 % weniger Zucker
(als ein Fertigprodukt
Müsliriegel)

Walnussbällchen „Black Forest"

Für etwa 30 Bällchen

60 g	getrocknete Datteln (ohne Stein)
100 g	Walnusskerne
100 g	getrocknete Sauerkirschen
70 g	zarte Haferflocken
1 TL	Kakaopulver
2 EL	Nussmus
40 g	Kakaonibs

1. Die Datteln grob hacken und zusammen mit der Hälfte der Walnusskerne, den Sauerkirschen, den Haferflocken, dem Kakaopulver und dem Nussmus in einen Mixer geben. Zunächst auf kleiner Stufe, denn auf höchster Geschwindigkeit kurz durchmixen, bis sich alles zu einer homogenen Masse verbunden hat.
2. Die Masse in eine Schüssel geben. Die restlichen Walnüsse fein hacken und zusammen mit den Kakaonibs unter die Nuss-Frucht-Masse kneten. Mit leicht angefeuchteten Händen walnussgroße Bällchen formen. Die Bällchen halten sich im Kühlschrank etwa 3 Wochen.

Pro Stück:
Energie 60 kcal   Eiweiß 1 g   Fett 4 g   KH 5 g   Ballast 1 g

---

Tipp
Getrocknete Sauerkirschen finden Sie im Bioladen. Sie sind relativ teuer, aber der Kauf lohnt sich für diese Bällchen, da sie eine angenehme Säure und Frische beisteuern.

• • • • • • • • • • • • • • •
**100 g = 12 g Zucker
ca. 70 % weniger Zucker
(als ein Fertigprodukt
Müsliriegel)**

Saucen und Dressings

Fruchtiges Tomatenketchup

Für 1 Flasche à etwa
700 ml

2	große Zwiebeln
1 kg	Tomaten
1	Apfel
125 ml	Apfelessig
1 EL	Salz
25 g	Zucker
	Pfeffer aus der Mühle
2 TL	Senf
1 TL	getrockneter Oregano

1. Die Zwiebeln schälen und fein würfeln, die Tomaten waschen und in Spalten schneiden, dabei den grünen Stielansatz herausschneiden. Den Apfel waschen, vierteln, entkernen und würfeln.
2. Alle Zutaten in einen großen Topf geben und gut verrühren. Aufkochen, dann bei geringer Hitze so lange köcheln, bis die Flüssigkeit stark eingekocht und ein dicklicher Tomatenbrei entstanden ist, das dauert etwa 45 Minuten. Öfter rühren, damit nichts anbrennt.
3. Das Ganze durch ein Sieb passieren und sofort in sterilisierte Flaschen füllen und verschließen. Die Flaschen für 30 Minuten auf den Kopf stellen und dann wieder umdrehen. Das fruchtige Tomatenkechtup ist ungeöffnet an einem trockenen, dunklen Ort gelagert etwa ein halbes Jahr haltbar. Nach dem Anbrechen im Kühlschrank aufbewahren und innerhalb von 3 Monaten verbrauchen.

Pro Portion (ca. 20 g):
Energie 5 kcal   Eiweiß 0 g   Fett 0 g   KH 1 g   Ballast 0 g

Tipp
Da Ketchup gut aufbewahrt werden kann, lohnt es sich, eine größere Menge als Vorrat zuzubereiten. Nutzen Sie dazu die Sommerzeit, wenn Tomaten aus Freilandanbau oder sogar aus dem eigenen Garten verfügbar sind. Das Ketchup kann auch eingefroren werden.

100 g = 5 g Zucker
50 % weniger Zucker (als ein Fertigprodukt Tomatenketchup)

Ajvar

Für 2 Portionen

2	rote Paprika, geviertelt und entkernt
½	kleine Aubergine, halbiert
1	Knoblauchzehe, fein gewürfelt
¾ EL	Olivenöl
½ TL	Zitronensaft
	Salz, Pfeffer aus der Mühle
½ EL	gehackte Kräuter (frisch oder TK)

100 g = 3 g Zucker
60 % weniger Zucker
(als ein Fertigprodukt
Grillsauce mit
20 g Zucker/100 g)

1. Gemüse mit der Hautseite nach unten auf ein mit Backpapier ausgelegtes Backblech legen und bei 250 °C so lange grillen, bis die Haut schwarz wird und Blasen wirft.
2. Herausnehmen, mit einem feuchten Küchenhandtuch bedecken und abkühlen lassen. Die Haut abziehen. Gemüse grob pürieren und mit den übrigen Zutaten mischen. Mit Salz und Pfeffer abschmecken.

Pro Portion:
Energie 115 kcal   Eiweiß 4 g   Fett 5 g   KH 10 g   Ballast 7 g

Schnelle Joghurtsauce

Für 2 Portionen

150 g	fettarmer Joghurt
1 TL	Zitronensaft
½	Knoblauchzehe, durchgepresst
	Salz, Pfeffer aus der Mühle
1 EL	gehackte Kräuter (frisch oder TK)

100 g = 5 g Zucker
(als ein Fertigprodukt
Joghurtsauce)
75–50 % weniger Zucker

1. Alle Zutaten miteinander verrühren, zum Schluss die Kräuter unterheben.

Pro Portion:
Energie 40 kcal   Eiweiß 3 g   Fett 1 g   KH 4 g   Ballast 0 g

Süßsaures Paprikarelish

Für 6 Portionen

1	kleine Zwiebel
je 2	rote und gelbe Paprikaschoten
1	milde Chilischote
1	kleine Mango (ca. 200 g)
1	Knoblauchzehe
1	Bio-Zitrone
2 EL	Olivenöl
1 TL	Rohrzucker
1 TL	Speisestärke
1 EL	fein gehackte Minzblättchen
	Salz, Pfeffer aus der Mühle

1. Die Zwiebel sehr fein hacken, die Paprika putzen und in kleine Würfel schneiden. Die Chilischote entkernen und in feine Ringe schneiden. Die Mango und den Knoblauch schälen und fein würfeln. Den Zitronensaft auspressen, von der Schale 2 Teelöffel abreiben und beiseite stellen.
2. Das Olivenöl in einem Topf erhitzen, Zwiebel und Paprika darin etwa 2 Minuten andünsten. Anschließend Chili, Mango, Knoblauch und Zucker zufügen und alles so lange dünsten, bis das Gemüse weich ist. Die Speisestärke mit Zitronensaft und eventuell noch etwas Wasser anrühren und unter das Relish rühren, kurz aufkochen, damit es etwas bindet.
3. Das Relish mit Zitronenschale, Salz und Pfeffer abschmecken. Abkühlen lassen und mit Minzblättchen bestreut servieren.
   Passt prima zu Grillsteak oder gegrilltem Fisch. Hält im Kühlschrank etwa 3 Tage und tiefgefroren etwa 2 Monate.

Pro Portion:
Energie 70 kcal   Eiweiß 1 g   Fett 4 g   KH 7 g   Ballast 2 g

100 g = 7 g Zucker
70 % weniger Zucker
(als ein Fertigprodukt Grillsauce mit 20 g Zucker/100 g)

Salate

Schneller Geflügelsalat

Für 2 Portionen

150 g	gekochtes oder gebratenes Bio-Hähnchenfleisch ohne Haut
70 g	kleine Champignons
100 g	Ananas
1	Frühlingszwiebel
25 g	Salatmayonnaise
25 g	fettarmer Joghurt
	Salz, Pfeffer aus der Mühle

1. Das Hähnchenfleisch in mundgerechte Stücke schneiden. Die Champignons putzen und in dünne Scheiben schneiden. Die Ananas in Stücke schneiden. Die Frühlingszwiebel putzen und in sehr feine Ringe schneiden.
2. Die Salatmayonnaise mit dem Joghurt glatt rühren, mit Salz und Pfeffer abschmecken. Die Salatzutaten mit der Sauce mischen.
Vor dem Servieren etwas durchziehen lassen.

Pro Portion:
Energie 200 kcal   Eiweiß 18 g   Fett 10 g   KH 8 g   Ballast 2 g

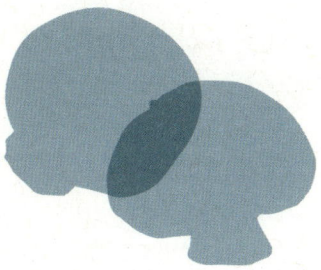

• • • • • • • • • • • • • •
100 g = 4 g Zucker
60 % weniger Zucker
(als ein Fertigprodukt
Geflügelsalat)

Sauerkrautsalat

500 g	frisches Sauerkraut
100 g	Gewürzgurken
1	kleine rote Paprika
50 g	Ananas

Marinade:

2 TL	Honig
1 TL	mittelscharfer Senf
2 EL	Weißweinessig
3 EL	Rapsöl
	Salz, Pfeffer aus der Mühle
je 1 EL	gehackter Schnittlauch und gehackte Petersilie

1. Das Sauerkraut klein schneiden, die Gewürzgurke fein würfeln. Die Paprika putzen und ebenfalls fein würfeln, die Ananas in kleine Stücke schneiden.
2. Für die Sauce den Honig mit dem Senf, Salz und Pfeffer gut verrühren. Dann den Essig und zum Schluss das Öl unterrühren.
   Der Salat schmeckt am besten, wenn er im Kühlschrank mindestens eine Stunde durchgezogen ist.

Pro Portion:
Energie 270 kcal   Eiweiß 5 g   Fett 19 g   KH 16 g   Ballast 7 g

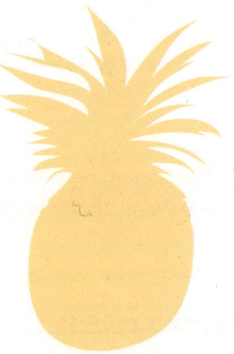

100 g = 4 g Zucker
65 % weniger Zucker (als ein Fertigprodukt Weißkrautsalat)

Fruchtiger Rohkostsalat

Für 2 Portionen

3	Mandarinen
1	kleine Zwiebel
1	säuerlicher Apfel (ca. 100 g)
400 g	Möhren
300 g	Staudensellerie
150 g	fettarmer Joghurt
50 g	Salatmayonnaise
	Salz, Pfeffer aus der Mühle
50 g	Walnusskerne

1. Eine Mandarine auspressen, die übrigen in Spalten teilen. Den Apfel grob reiben und mit dem Mandarinensaft begießen.
2. Möhren und Sellerie putzen. Möhren grob reiben und Sellerie in feine Scheiben schneiden.
3. Den Joghurt mit der Salatmayonnaise verrühren und mit Salz und Pfeffer abschmecken. Alle Salatzutaten in einer Schüssel mischen und die Sauce unterheben. Mit Walnusskernen bestreut servieren.

Pro Portion:
Energie 500 kcal   Eiweiß 10 g   Fett 33 g   KH 35 g   Ballast 11 g

! Tipp
Die selbst zubereiteten Salate eignen sich auch als würzige Beilage zu Gegrilltem oder sind in kleinen Mengen als herzhafte Zwischenmahlzeit zu empfehlen.

• • • • • • • • • • • • • • • •
100 g = 5 g Zucker
ca. 50 % weniger Zucker
(als ein Fertigprodukt
Rohkostsalat)

Anhang

- **Zuckerfallen im Überblick**

- **Rezepte im Überblick**

- **Register**

- **Adressen**

- **Impressum**

Zuckerfallen nach Kategorie

Zuckerfallen alphabetisch

Rezeptübersicht nach Kategorie

Rezepte alphabetisch

Register

Verbraucherzentralen

**Verbraucherzentrale
Baden-Württemberg e. V.**

Paulinenstraße 47
70178 Stuttgart
Telefon: 07 11/ 66 91-10
Fax: 07 11/66 91-50
www.vz-bawue.de

Verbraucherzentrale Bayern e. V.

Mozartstraße 9
80336 München
Telefon: 0 89/5 39 87-0
Fax: 0 89/53 75 53
www.vz-bayern.de

Verbraucherzentrale Berlin e. V.

Hardenbergplatz 2
10623 Berlin
Telefon: 0 30/2 14 85-0
Fax: 0 30/2 11 72 01
www.verbraucherzentrale-berlin.de

**Verbraucherzentrale
Brandenburg e. V.**

Babelsberger Str. 12
14473 Potsdam
Telefon: 03 31/2 98 71-0
Fax: 03 31/2 98 71-77
www.vzb.de

Verbraucherzentrale Bremen e. V.

Altenweg 4
28195 Bremen
Telefon: 04 21/1 60 77-7
Fax: 04 21/1 60 77 80
www.verbraucherzentrale-bremen.de

Verbraucherzentrale Hamburg e. V.

Kirchenallee 22
20099 Hamburg
Telefon: 0 40/2 48 32-0
Fax: 0 40/2 48 32-290
www.vzhh.de

Verbraucherzentrale Hessen e. V.

Große Friedberger Straße 13–17
60313 Frankfurt/Main
Telefon: 0 69/97 20 10-900
Fax: 0 69/97 20 10-40
www.verbraucher.de

**Verbraucherzentrale
Mecklenburg-Vorpommern e. V.**

Strandstraße 98
18055 Rostock
Telefon: 03 81/2 08 70-50
Fax: 03 81/2 08 70-30
www.verbraucherzentrale-mv.eu

**Verbraucherzentrale
Niedersachsen e. V.**

Herrenstraße 14
30159 Hannover
Telefon: 05 11/9 11 96-0
Fax: 05 11/9 11 96-10
www.vz-niedersachsen.de

**Verbraucherzentrale
Nordrhein-Westfalen e. V.**

Mintropstraße 27
40215 Düsseldorf
Telefon: 02 11/38 09-0
Fax: 02 11/38 09-216
www.verbraucherzentrale.nrw

**Verbraucherzentrale
Rheinland-Pfalz e. V.**

Seppel-Glückert-Passage 10
55116 Mainz
Telefon: 0 61 31/28 48-0
Fax: 0 61 31/28 48-66
www.vz-rlp.de

**Verbraucherzentrale des
Saarlandes e. V.**

Trierer Straße 22
66111 Saarbrücken
Telefon: 06 81/5 00 89-0
Fax: 06 81/5 00 89-22
www.vz-saar.de

Verbraucherzentrale Sachsen e. V.

Katharinenstraße 17
04109 Leipzig
Telefon: 03 41/69 62 90
Fax: 03 41/6 89 28 26
www.vzs.de

**Verbraucherzentrale
Sachsen-Anhalt e. V.**

Steinbockgasse 1
06108 Halle
Telefon: 03 45/2 98 03-29
Fax: 03 45/2 98 03-26
www.vzsa.de

**Verbraucherzentrale
Schleswig-Holstein e. V.**

Andreas-Gayk-Straße 15
24103 Kiel
Telefon: 04 31/5 90 99-0
Fax: 04 31/5 90 99-77
www.vzsh.de

Verbraucherzentrale Thüringen e. V.

Eugen-Richter-Straße 45
99085 Erfurt
Telefon: 03 61/5 55 14-0
Fax: 03 61/5 55 14-40
www.vzth.de

**Verbraucherzentrale
Bundesverband e. V.**

Markgrafenstraße 66
10969 Berlin
Telefon: 0 30/2 58 00-0
Fax: 0 30/2 58 00-518
www.vzbv.de

Impressum

Herausgeber

Verbraucherzentrale Nordrhein-Westfalen e. V.
Mintropstraße 27, 40215 Düsseldorf
Telefon: 02 11/38 09-555, Telefax: 02 11/38 09-235
publikationen@verbraucherzentrale.nrw
www.verbraucherzentrale.nrw

Mitherausgeber

Verbraucherzentrale Hamburg e. V.
Kirchenallee 22, 20099 Hamburg
Telefon: 0 40/2 48 32-0, Telefax: 0 40/2 48 32-2 90
www.vzhh.de

Text	Claudia Boss-Teichmann, www.value-edit.de
Lektorat und Koordination	Wibke Westerfeld
Fachliche Betreuung	Gabriele Graf, Monika Vogelpohl
Nährwertberechnung	Luisa Cameli
Layout und Produktion	Ute Lübbeke, www.LNT-design.de
Titelbild	Cpro / Fotolia.com
Bildnachweis	Fotolia.com und Corbis Photo disc
Druck	Druckhaus Weppert Schweinfurt GmbH
	Gedruckt auf 100 % Recyclingpapier

Redaktionsschluss: Oktober 2016